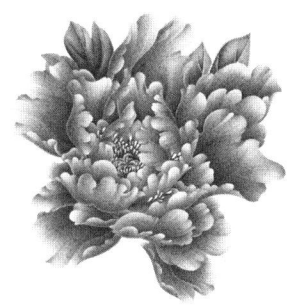

补气 养阳
就是养命

李志刚◎著

吉林科学技术出版社

图书在版编目（CIP）数据

补气养阳就是养命 / 李志刚著. — 长春：吉林科学技术出版社，2017.1
ISBN 978-7-5578-0935-5

Ⅰ. ①补… Ⅱ. ①李… Ⅲ. ①艾灸－中医治疗法 Ⅳ. ① R245.81

中国版本图书馆 CIP 数据核字（2016）第 138573 号

补气养阳就是养命
Buqi Yangyang Jiushi Yangming

著	李志刚
出 版 人	李 梁
责任编辑	孟 波　端金香　杨超然
封面设计	长春市一行平面设计有限公司
制　　版	长春市一行平面设计有限公司
开　　本	710mm×1000mm　1/16
字　　数	150千字
印　　张	11
印　　数	1—8000册
版　　次	2017年1月第1版
印　　次	2017年1月第1次印刷

出　　版　吉林科学技术出版社
发　　行　吉林科学技术出版社
地　　址　长春市人民大街4646号
邮　　编　130021
发行部电话/传真　0431-85635177　85651759　85651628
　　　　　　　　　85652585　85635176
储运部电话　0431-86059116
编辑部电话　0431-85635186
网　　址　www.jlstp.net
印　　刷　长春第二新华印刷有限责任公司

书　　号　ISBN 978-7-5578-0935-5
定　　价　35.00元

如有印装质量问题　可寄出版社调换
版权所有　翻印必究　举报电话：0431-85635186

前言

健康不难，难的是一辈子都健康；一个人健康不难，难的是全家老小都健康；中国作为一个接近14亿人口的大国，要做到全民健康，更是难上加难。但大道至简，很多中医名家都认为，阳气旺盛，百病不生。就是说，无论是治病还是养生，只要知道怎么样养护阳气，保持健康并不难。

理论依据来源于《黄帝内经》，《内经》说："阳气者，若天与日，失其所，则折寿而不彰。"就是说，人体的阳气，就像是天空中的太阳一样，失去了阳气，生命就有可能会夭折。而张景岳在《景岳全书》中也说道："生杀之道，阴阳而已。阳来则物生，阳去则物死。"翻译成大白话，就是说，自然界所有的生命活动，都是由天地阴阳二气所主宰，其规律是阳来则生机勃勃，阳去则生命枯萎、结束。

人的一生也是如此。人从生到老的过程，就是阳气不断衰减的过程，所以孩子要想强壮，必须养阳气的生和长，而中老年人要想没病，就要养阳气的收和藏。正所谓阳萎则病，阳衰则危，阳亡则死；人的一生，都需要救阳、护阳、温阳、养阳、通阳，一刻不可忘，而治病用药也切切不可伤阳。但可悲的是，现代人或因压力所迫，或受欲望所使，或随波逐流等，每天不断地耗伤自己的阳气，以至各种不适接踵而来。毋庸置疑，手脚怕冷、气短咳嗽、风湿疼痛等等都是阳气不足惹的祸。不仅如此，大部分的慢性病都是由阳虚所导致的。因此，现代人要想拥有一个健康的身体，就要先补足阳气、提升正气。

而补足阳气、提升正气最好的方法，莫过于艾灸，这已经是从古至今的一个共识了。《孟子》中就有"七年之病求三年之艾"一说，孔子也说过"无病自灸"的话。宋代著名医学家窦材堪称"扶阳派"的祖师爷，他也曾说过这么一句话："自古扶阳有三法：第一为灼艾，第二为丹药，第三为附子。"

为此，本书将艾灸和补阳气结合起来，以艾灸之暖来祛除阳虚之寒，旨在让大家认识人体的阳气，学习如何运用艾灸来解决人体健康等一系列问题。内容详细、图文并茂，深入浅出地为广大读者论述了如何解决阳虚带来的疾病困扰，让读者能轻松学会艾灸的使用方法，相信本书会给您和家人带去幸福、健康，是您值得一读的养生护阳书籍。

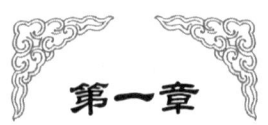

目录

第一章

阳气不足病恹恹，阳气旺盛人健康

了解阳气，了解生命原动力 12

累了病了，其实是阳气不足 14

比照比照，阳气不足早知道 16

艾灸，扶阳助阳的养生大法 18

美食养阳，抓住美味的"扶阳三宝" 20

以动养阳，动起来，更"阳光" 22

多晒太阳，让阳气滋养全身 23

喜生阳，善生阳，"金喜善"也扶阳 26

小中药，大健康，药补阳气功效棒 28

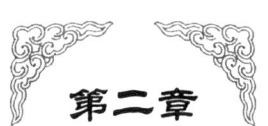

第二章

抓住盗"阳"贼，阳气还复来

现代人普遍阴盛阳衰为哪般......32

饮食无节制，腰肥身胖阳气伤......35

冰凉饮品，爽过后的阳虚困扰......36

裙装飘飘，美丽冻人易损阳......37

空调凉爽，小心阳气被"吹"虚了......39

抗生素清热药，乱用也伤阳......41

子时不入睡，阳气无从生......43

性生活过频，最耗精损阳......45

欲望，戕伤阳气的罪魁祸首......47

衰老，阳气虚不可避免的过程......50

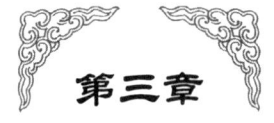

第三章

每天艾灸一下子，健康长寿一辈子

灸百会，把沉下去的阳气升起来 ………… 54

督灸，强效地补阳大法 ………………… 56

常灸关元命门，对助阳有益 …………… 59

无事灸肚脐，弥补先天之阳 …………… 61

道氏扶阳灸，保命之大法 ……………… 62

夏日三伏天，艾灸让阳气更旺盛 ……… 64

寒冬三九天，艾灸让整个冬天暖洋洋 … 66

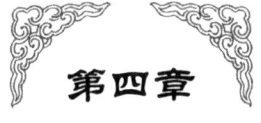

第四章

中国灸疗风，"吹"走亚健康

中医教你认识什么是亚健康 …………… 70

阳虚也是亚健康的重要病因 …………… 72

失眠困扰，艾灸扶阳促进睡眠 ………… 74

畏寒怕冷，不妨用艾灸暖暖身 ………… 77

疲劳困乏，都是阳气不足惹的祸 ……… 80

夜尿多，艾灸养阳固摄水液 83

腰酸腰痛，艾灸是肾阳虚的妙方 84

免疫力低下，艾灸养阳增强体质 87

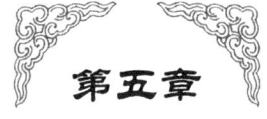

第五章

艾暖体寒女人，阳佑女人健康

女人，不要再将"补肾阳"羞于口 90

祛色斑，艾灸扶阳祛浊让美由内而外 92

减肥塑身，补足阳气就选艾灸 94

性冷淡，艾灸燃起你的激情 98

月经不调，常做艾灸月事有规律 101

阳虚闭经，艾灸驱寒消滞阳气生 103

阳虚子宫寒，多做艾灸暖宫御寒 105

不孕症，艾灸调理肾虚是关键 108

更年期综合征，美丽心情灸出来 111

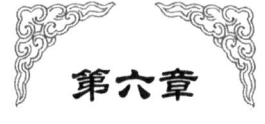

第六章

灸出暖男灸出爱，扶阳固精病不在

肾虚阳痿，精气虚冷艾来补 116

早泄尴尬，艾灸养阳重振雄风 119

遗精烦恼，肾虚固精用艾灸方 122

前列腺炎，艾灸调整阴阳炎症消 124

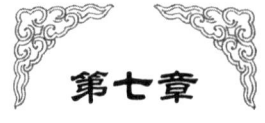

第七章

娇嫩当属小儿，艾灸恰逢其时

小儿厌食，艾灸让宝宝吃得香 128

小儿腹泻，艾灸温阳强健脾胃 131

小儿尿床，艾灸固摄肾阳止遗尿 133

小儿汗症，用艾火来调理气虚阳虚 135

第八章

百病灸一灸，病随艾烟走

血脂血压高，艾灸去除阳虚病根 138

腰酸背痛，艾灸有效驱赶寒邪 141

阳虚心火弱，艾灸抑制心脏疾病 144

滥用药物伤阳，感冒还需艾灸调 147

阳虚肿瘤，艾灸有效缓解病情 149

胃脘疼痛，艾灸有升阳降浊之功 153

阳虚型糖尿病，艾灸调理不再困扰 156

鼻炎发痒，艾灸速效祛湿浊 158

风湿性关节炎，祛湿治标就用艾灸 161

颈椎僵硬，脖子疼痛就艾灸 164

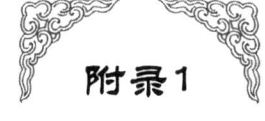

附录1

五脏阳虚的自我诊断与艾灸法

肾阳虚的自我诊断与艾灸法 168

脾阳虚的自我诊断与艾灸法 169

心阳虚的自我诊断与艾灸法 170

肺阳虚的自我诊断与艾灸法 171

肝阳虚的自我诊断与艾灸法 172

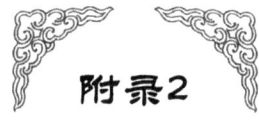

附录2

补阳气的传统艾灸方法

艾灸盒灸 174

雀啄灸 174

悬提灸 174

回旋灸 174

隔姜灸 174

隔盐灸 175

隔蒜灸 175

瘢痕灸 175

无瘢痕灸 175

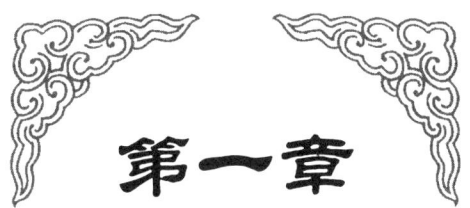

第一章

阳气不足病恹恹，阳气旺盛人健康

俗语说：人活一口气。这口气，中医称之为"真阳之气"，简称为"真阳""阳气"，是老祖宗们通过高度概括抽象总结出的一个概念。在中医里，阳气非常重要，它类似于天上的太阳。如果天地之间没有太阳，也就没有昼夜晨昏、四时寒暑，万物都不能生存；人要是没有阳气，就跟天上没有太阳一样，生命都岌岌可危，还谈什么长命百岁呢？所以有"养生就是养阳气"一说。

了解阳气，了解生命原动力

人们常常谈起阳气，但究竟什么是阳气呢？本想跟大家解释一下，但就怕越解释越说不明白。因此，试着用打比方的方法告诉大家，有了这几个简单的比喻，想必这阳气究竟是啥，大家一听就能明白了。

首先，阳气相当于天上的太阳！

我们经常会说："太阳出来了，好暖和啊！"阳气也是一样，人只要有了阳气，身体才会暖和，才能维持正常体温，这也是为什么人死的时候，身体会冰凉冰凉的，阳气不在了嘛。所以《黄帝内经》才会说："阳气者，若天与日，失其所，则折寿而不彰。"意思就是说：人体的阳气，就像天上的太阳，没有了太阳，世界上的万物将无法生存；而没有了阳气，人就会减损寿命或夭折。

阳气还相当于什么呢？相当于汽车发动机的动力。

著名的中医专家卢崇汉曾经打过这么一个比方：人体就像一个磨面的磨，上面放粮食，下面的齿通过运动、旋转，才能够把我们的这些粮食磨成粉。阳气就相当于动力，阳气一旦不足了，人体就失去了动力。正因为阳气像发动机的动力一样，所以一旦阳气出了问题，我们整个人很快就不好了，就会跟着出现各种各样的问题。比如体液代谢，体液占人体的70%，正常的体液必须依靠阳气来进行推动，如果阳气不足，体液就会滞留在体内，形成湿邪。如果你每天都感觉到迈不动步子，浑身从来就没轻松过，说明湿邪已经滞留在你的体内了。

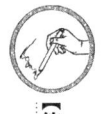

阳气还相当于什么呢？还相当于我们每天要用的人民币！

如果把人体比作一个公司，阳气就相当于公司的资金，阳气足就代表这个公司的资金雄厚。资金雄厚的公司，不仅能如期发工资，而且工资发得也多，所以大家都很开心，干活也很卖力。但如果公司没啥钱，不仅工资开得少，还经常拖欠员工工资，这个时候你干活还能有劲吗？人体的阳气也是如此，阳气充足了，就会给自己的五脏六腑充足的"工资"，而阳气不足了，就会减少工资的发放。如果今天给你的胃少发点"钱"，你的胃就帮你消化八分的食物，那就会有二分食物变成你身体的垃圾。如果明天你再给胃少发"工资"，它又偷懒，只帮你消化6分食物，就又有四分垃圾堆在你体内了。长期下去，你的身体还能健康吗？

所以，尽管阳气我们看不到摸不着，但它却是真实存在的，真实地为我们的健康服务着。因此，我们一定要重视阳气在身体里边的使用情况。就像电流一样，我们也看不到，但烧水做饭时需要使用它，看电视用电脑也需要使用它。为避免停电所带来的不便，我们经常要去查查电表。阳气，相当于我们身体的电流。那么，我想请问你，有没有经常关注它的使用情况呢？

累了病了，其实是阳气不足

关注阳气的使用情况，是为了让阳气更好地为我们的健康服务，但阳气不足了会怎么样呢？首先，阳气不足了，就会累。

小孩儿为什么精力十足，玩上一天也不觉得累？原因就在于孩子是"纯阳之体"，阳气足，火力旺，代谢旺盛，他们一天蹦蹦跳跳也不觉得累。而且，小男孩在没有任何欲望的情况下，阳器会勃起，这就说明小孩阳气充足。阳气衰败的人，根本做不到这样。大家再看看老年人又是什么状况：老年人由于年岁大，阳气不像年轻时候那么充足，由于阳气的不足，导致代谢减慢及身体衰弱，所以即便没怎么动，都会觉得体力不支。不仅自我感觉累，各种器官"累"的程度也是有目共睹的。《灵枢》上称："人到四十，阳气不足，损与日至。"意思是说：随着年龄的增长，人的阳气会逐渐亏耗。

当然，老年人容易累，阳气不足、体力衰退那是自然规律。但好多正当盛年的人，也总觉得累，总是腰酸背痛的，到医院检查却什么也查不出来。现代医学无法确定病名，自然也没有很好的治疗方法，但病人确实不舒服，于是就起个名字，叫"亚健康"。这种亚健康的人，让中医来治，不久就能生龙活虎的了。亚健康其实是阳气不足罢了。

阳气不足还会怎么样？还会生病。

阳气不足会得什么病？有一个老中医推荐个方子：肉桂30克、附子60克、人参40克、白术40克、干姜40克、甘草40克、砂仁30克、半夏60克。就这样的一个方子，大多数人的效果都不错，懂点儿中医的人都知道，天然附子生长在寒冷的山谷中，只有自身的性热才能平衡环境，所以形成了大热大阳的特性，是一味大补阳气的中药。这个方子重用附子、干姜等补阳气的中药，治好了很多人的疾病，这一点足以说明一个问题——现代人的很多疾病都是阳气不足所导致的。特别是脂肪肝、高血脂、高血压等慢性病的患者，大多都与阳气不足有关，这一点我深有体会。我就诊过的患者，不管高矮胖瘦、男女老幼，只要是慢性病，脉象上都是沉细无力，有时还伴有胸闷、心慌、气短、手脚冰凉等症状，这不就是典型的阳虚吗。

　　有些病可能不是阳虚所导致的，但真到了生死攸关的时候，也都需要利用阳气来治病。《傅青主女科》中有这么一段话："已亡之阴难以骤生，未亡之气所当急固。"什么意思呢？就是说：大出血之后，损失的血虽然不能马上生出来，但是一旦阴损及阳，阳气一散，这个人生命就终结了。但只要有一丝阳气不散，这个就可以救。怎么救呢？就是补阳。很多老年人在危险期的时候，特别是像一些冠心病、风湿性心脏病、肺心病，或者其他的并发急性心衰，只有一个办法，就是救阳，保护阳气。阳气救回来了，这个人就活过来了。

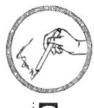

　　通过上面的讲述，大家不难发现，阳气损伤的后果确实非常严重。现在我们看到很多人猝死，相关报道非常多。为什么人会猝死呢？很多都是因为劳形太过，伤了我们的阳气。但由于阳气是无形的，在伤气的时候，你自己甚至感觉不到，顶多感觉有点累。但阳气伤到一定程度人就会死。有个成语叫"气绝身亡"，气绝的过程你看不见，等到身亡的时候，就一切都晚了。

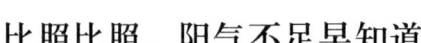

比照比照，阳气不足早知道

上面我们谈到，阳气不足了，会累，会生病。并且告诉大家，一定要及时了解自己身体阳气的使用情况。怎么知道自己的阳气足与不足呢？尽管阳气看不到，摸不着，但是就像风刮过后树枝会摇动一样，我们可以通过人体的一些表现来知道自己的阳气是否充足。

阳气不足，最典型的表现有三种：

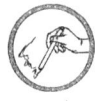

第一种是卫阳不足。卫阳不足怎么理解？如果你家窗纱破了不去换会有什么结果呢？灰尘多是肯定的，如果刚好是夏天，蚊子也少不了。这个时候怎么办？好多人喜欢用杀蚊剂一个劲地喷，管用吗？管用。但管不了多久，没几天，蚊子又多起来了。要一劳永逸，最好的办法还是把纱窗重新修好装上。卫阳，就相当于你们家的纱窗。卫阳强大的时候，抵御外邪侵袭的能力就强。卫阳弱了，身体对外的防御功能就差了。所以外面一有风寒暑湿燥火六淫的变化，你就容易得病。除了总得病，卫阳不足的主要表现还有怕风，四肢怕冷，甚至腰背怕冷等一系列体寒的现象。

第二种是中焦虚寒。中焦，就是我们的脾胃，中焦虚寒就是脾胃虚寒。什么叫脾胃虚寒呢？就是一着凉就会拉肚子。生活中像这样的人并不少见。有这么一位老太太，走到哪儿都拿个小棉垫护着肚子。再热的天，晚上睡觉时她都得盖个毯子，哪天忘了，第二天就会拉肚子拉得天昏地暗。这个老太太的表现，就是典型的卫阳不足造成的。大家都知道，脾的作用是把胃所吸收的营养物质送达全身，这一切都是靠脾的阳气来完成。脾胃的阳气不足了，不足以消化吃进去的食物，人就容易胃胀、拉肚子，冬天的时候还手脚冰凉。人小的时候，可以不穿衣服，但是小红肚兜得带，就是为了保护人体的阳气。

中焦阳气不足，还有一个典型表现——中气不足。中焦之气即中气，中焦的阳气不足了，说话就会变得轻言细语的。我们常常说：看这人说话，好像没吃饱饭似的，其实不是没吃饱，是吃的饭没法变成阳气的缘故。有这么个典型案例：一个60来岁的老太太，向我诉说她在生活中的一个苦恼，她总觉得她的儿子无论在什么时候，做什么事情，都有些"中气不足"。

"怎么个中气不足呢？"我问。"唉！"大妈叹了口气说，"这孩子，总是很拘谨。你看别的小伙子，谈笑风生，挥洒自如，那么自信、潇洒。可我这孩子，蔫蔫儿的，胆子又小，这么大了还很懦弱，没有一点儿男子汉的阳刚气概。"老太太的这位儿子，就是典型的中气不足。

阳气不足除了上面两种表现，还有一种典型表现——下焦虚寒，即生殖、泌尿等部位的"虚寒"。下焦虚寒对女性来说，突出的一点就是宫寒。症状是四肢怕冷，以下肢为甚。痛经，月经有块状物，颜色紫黑等。子宫虚寒是很可怕的。子宫，顾名思义就是孩子的宫殿，所以一个女人的子宫是不是温暖舒适，直接决定孩子是否健康舒适。现在很多人不孕的原因为宫寒，试想，一把种子撒在冰天雪地里，怎么可能生长呢。所以，女人一定要让自己的阳气充足起来。那样，你的子宫才能温暖如春，给孩子一个良好的生长环境。男性下焦虚寒主要表现为生殖器怕冷，阳痿、早泄等。总之，只要表现有腰部怕冷、屁股怕冷、生殖器怕冷等，还有小肚子一吹风，马上就疼痛不舒服的症状，也属于典型的阳气不足。

除了宫寒，对女性而言还有一个典型表现：即尿频，憋不住尿。

刚满30岁的张小姐，刚结婚一年多，就受到尿频、尿多的折磨。坐久了，内裤会湿掉。有时稍微多喝水，或喝了粥，就更严重了。尿还会

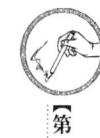

渗到外面的裤子，迫于无奈，要长期用护垫。中药、消炎药、妇科药也经常用，但就是不见好。不管什么时候腹部都有股尿意，真是苦不堪言！最后经一位老中医仔细检查才知道，原来是阳气不足惹的祸！

如果你有上述三种表现中的任何一种，都可以看作是阳气不足。不抓紧调理，更待何时？

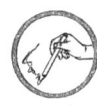

艾灸，扶阳助阳的养生大法

阳气不足的调理，首推艾灸。道理在哪里，我们来简单地了解一下。

我们常常把灸法与针刺相提并论，简称为针灸。其实针刺与艾灸本来就是两个概念，是两种治疗疾病的方法。

灸法：你看这个"灸"字，下面一个"火"字，上面一个"久"字，合起来就是长期用火烤的意思。而且灸法最为常用的工具就是"艾草"，点燃经加工后的艾草，研究者称这是用"天火"送来的圣物，以助人体之阳气。在中国古老的养生治病全书《黄帝内经》中，上册为《素问》，下册为《灵枢》，又名为《针经》，其专门讲解针刺与灸法治病的方法。《黄帝内经》中只有几种方法是用药来治疗的，大部分治疗方法都是以针刺或灸法为主。

为什么古代非常重视这种方法呢？

古代人们发现，点燃后的艾草很奇怪，它易燃，没有明火，却产生大量的烟雾，他们认为这是与上天沟通的圣火。当时的巫师们借助这一团浓浓的烟雾与上天之神灵对话，形成了一种神秘莫测的氛围。况且这种神秘的烟雾产生一种神奇的香味，人们闻到之后，不仅感觉非常舒适，而且还有昏昏欲睡的朦胧感觉。因此，古人们认为，这种神奇的艾草是与上天之天火沟通、而引到地面上来的圣火。人们更为相信，来自天地间的圣火，是大自然的恩赐，是帮助我们人类扶助阳气的，让人们免受寒冷之痛苦。所以，后来被先民们逐渐发展为艾灸的方法，并成为治疗疾病的重要手段之一。

将艾草制成的艾绒点燃之后，借火热之力能驱除疾病，也许有人会觉得不可思议。若按照古代人们的思维方式，艾草点燃之后是引来太阳的纯阳之气，它的热力作用，驱散了人体内的风寒湿邪。使经脉与气血疏通流畅，并扶助了人体内阳气的通行与温热，安定了心神。使正气元气作用大大增强，体内清除垃圾速度加快，完全是依靠自身的元气与阳气的功能，战胜并驱除了体内的风寒湿邪。等于我们借助了外来的枪炮武器（艾火），把身体中的敌人给打垮了。

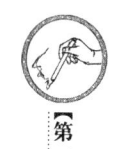

艾灸疗法是阳虚患者补阳最好的方式之一。因为艾是自然界阳气最足的植物，灸是补充阳气最直接有效的方法，用艾灸补阳是中华几千年中医学之精华。中医学认为，身体发寒，为阳气不足。人体气血的循环、脏腑、经络的生理活动，都是以阳气为根本，阳气是生命的动力。人体阳气充足旺盛，就好像太阳当空，大地上的万物就有生发之机。倘若人体的阳气衰败，就好像天空布满了阴云，万物就会枯亡。艾灸是用艾草制成的。艾草产于山的阳面，充分地吸取了太阳的精华，是一种纯阳植物。艾草本属纯阳植物，燃烧后作用力更强，是寒性体质补充阳气的有效方法。

艾灸的中医学文化在我国流行已久。艾灸产生的热度非常温和，热能与冬日的阳光最为接近，让受灸者感到由外至内的温暖和舒服。俗话说：万物生长靠太阳。生命以阳气为根本，得其所则人寿，失其所则人夭，这正是《黄帝内经》中的意思。艾用于灸法，其功效非我们想象所能及。正如明代医药学家李时珍在《本草纲目》中所说："艾火，灸百病，灸诸风冷疾……火能通经。"意思是说：艾火的温热刺激能直达深部，经久不消，使人产生畅快之感。如果以普通火热，则只觉表层灼痛，而无温煦散寒之作用。所以说，灸法扶阳对于我们来说，多有助阳之奇效，而无病者灸之，则可以健身延年，其根源就是扶助了我们身体中的阳气。所以在本书中，大部分的内容都是围绕怎么用艾灸来养护人体阳气，希望通过本书的推广，能让更多的人享受到艾灸的益处及乐趣。

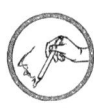

美食养阳，抓住美味的"扶阳三宝"

艾灸好，能配合使用其他方法那就更是好上加好。常见的补阳方法有四种：一是饮食，二是运动，三是中药，四是心情。

我们先来谈美食。补阳美食有三宝：羊肉、狗肉和韭菜。

之所以要吃羊肉，是因为羊肉是温热的食物。吃羊肉的目的，就是要给身体增加一个火源，让人体保持一个恒定的温度。大家吃完羊肉后都会感到热，特别是大冷天的吃完热腾腾的羊肉火锅后，这种感觉最为明显，这就是它"助元阳"的作用在人体上的表现。只要是阳气不足的人，都可以吃羊肉来补充虚少的阳气。

老钱是我多年的老邻居了，60岁开外。前段时间，每次早上锻炼都能碰到他，不过奇怪的是，这个老钱，晨练还穿着个毛背心。

我问他："这么热的天，你不热吗？"老钱说："这一年多了就这样，怕冷。你赶紧给我看看。"

我说："你这是阳虚的表现。要生活规律，顺应四季，一日的时、序合理作息。一日三餐科学搭配，吃些扶阳的食物。"

老钱说："你直接给我开个方子好吗？"我说好："那就给你开个当归生姜羊肉汤吧。"把老钱惊得下巴都快掉地上了。

我也不好解释啥，让他先试试，不行再给他开方子。结果呢？欠老钱的这个方子到如今都没有开上。

除了羊肉，狗肉补阳也很有效。大家都听过"挂羊头卖狗肉"这句俗语，狗肉之所以能当羊肉卖出去，很大的原因就是在功效上，狗肉跟羊肉是类似的。还有一种有趣的说法，跑得越快的动物，热性越强。所以狗肉比羊肉热，羊肉比牛肉热。因此，狗肉和羊肉都是调理阳虚的佳品。

在我国的西南地区，有一道知名度非常高的美食"附子炖狗肉"，常常作为冬季御寒的补品。因为附子和狗肉都是性大热之品，具备了阳虚症状的人，吃上一顿附子炖狗肉，会感到非常舒服，浑身暖融融的。如同美酒微酣，既治病又养生。

当然了，这个美食不是谁都能吃的。如果你身体有火，而不是有寒的话，一吃就上火。因此，阴虚内热的人，偶尔吃一次狗肉、羊肉没有问题。但要用羊肉、狗肉长期调理身体的话，那就是南辕北辙了。

除了羊肉、狗肉，韭菜同样也是补阳的佳品。因为韭菜能补充人体阳气，所以韭菜还有一个别名，叫"起阳草"。另外，民间还有"男不离韭，女不离藕"的说法。说明什么问题呢？藕是滋阴的，而韭则可以壮阳。韭菜之所以能够壮阳，是因为韭菜具有一个很鲜明的特点：生发力特别强。韭菜都是怎么吃的？都是一茬一茬地割着吃，割完一茬很快又长一茬，好像永远有使不完的力气似的，这种生发力特别强的食物，补充阳气的作用同样也特别强。中医把这叫同气相求。

以动养阳,动起来,更"阳光"

某知名中医师曾经考察过一个长寿村,虽然这个村子非常偏僻,但百岁以上的老人很多。都说抽烟不好,但这里的老人们都抽自己晒的大烟叶子,从十来岁抽到一百多岁;都说喝酒不好,但这里的老人们天天喝自己用粮食酿造的白酒;都说吃肉不好,但这些老人不仅爱吃肉,而且还吃肥肉。要说抽烟、喝酒、吃肥肉对身体一点影响都没有是不可能的,但究竟是什么原因让他们如此长寿呢?专家过了好几年后才明白,劳动是他们获取长寿的密码。因为在这个村子里,即便是百岁老人也从不闲着的。所以专家得出来这么一个结论——运动是老人们的长寿之道。有人报道,野兔的平均寿命为15年,而缺少活动的家兔只能活4~5年;野象的寿命可达200年,而动物园里的驯象活不过80年。由此可见,运动对于动物和人类是何等的重要。

确实,运动是一种极好的养生方法。运动的作用,正如古人所说:"动则升阳。"意思是说:运动可以升发人体内的阳气,让阳气更充足。阳气足了,就能祛除各种邪气,健康当然就没有问题了。

三国时期的名医华佗所著的《五禽戏》里面有这么一句至理名言:"动摇则谷气消,血脉流通,病不得生。"学五禽戏的人差不多都知道这句话,可并不是所有人都明白这句话的真正含义。它的意思是说:人只要动一动、摇一摇,就能达到促进消化、畅通气血、不生百病的目的。在这里,"动摇"恰恰是对"动则升阳"最好的诠释。

可是现代人根本就不怎么动,动也就是动脑子,而不动身体了。上班的时候坐着工作,下班的时候坐车回家,晚上还得坐在沙发上看半宿电视,一天绝大部分时间都是坐着的。不动阳气就升发不起来,阳气不足,气血就会瘀滞,长时间这样,怎么会不得病呢?

有一位76岁高龄的老人,他怕冷、怕风,一到下雨骨关节就开始拼命地疼。老人也知道自己是阳虚体质，身子弱。所以经常这也不敢干，那也不敢碰，老是坐着或躺着。但是效果远比运动要差得多，每天昏昏沉沉的，总想休息。老人以为休息一下就好了，可是没想到越休息越觉得累，越睡越睡不醒。其实，单纯的休息和睡眠只能缓解疲劳，起不到补充精力的作用。最好的办法还是靠运动，因为运动可以升阳，阳气足了，你的精神自然就会好了。

当然了，动生阳的下一句就是静生阴。什么意思呢？就是说什么东西都有一个度。许多人一谈到运动，下一句就是"运动量大点儿，多出点儿汗"。以为只要拼命跑跳，运动剧烈就是最好的锻炼。这显然错了。实际上，中医讲，汗为心之液，在人体属阴，适度地宣泄可以使身体处于阴阳平衡的状态。而如果出汗过多，就会导致阴液亏损过多，阴不足以涵阳，人体健康就会出问题。由此可见，运动时不可过度。

至于比较适合养护阳气的运动，一般来讲：慢跑、散步、跳绳、荡秋千都比较适宜。老人还可以打打太极拳，练练五禽戏，既可健身，又可养阳，效果相当不错。

多晒太阳，让阳气滋养全身

清晨，当太阳从漫天红霞中喷薄而出，把万丈金光洒向大地，一种蓬勃向上的激情就会油然而生。太阳给人们以光明和温暖，它带来了日夜和季节的轮回，左右着地球冷暖的变化，为地球生命提供了各种形式的能源。

太阳光，作为大自然恩赐给地球人类的三宝——日光、空气和水的首宝，对人类健康的重要性是不言而喻的。中医认为，晒太阳有三补，一补骨头，二补阳气，三补正气。

晒太阳可促进体内维生素D的生成，有利于钙的吸收。对于小孩而言，晒太阳有利于生长发育。对于中年人来说，可以减缓骨骼中钙的流失。对于老人来讲，晒太阳不仅可以防治骨质疏松，还可以改善抑郁情绪。

另外，在中医看来，"火气之精为日"。"火气"即阳气，充分说明日光是阳气的精华。这就是为什么人在太阳底下走一圈，就会感觉到浑身的气非常足，精神旺，就是因为人体的阳气上来了，精神就足了。

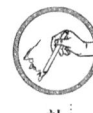

我有一个师弟，没有学医之前身体非常虚弱，到了冬天几乎不敢出门。肾阳虚，所以经常感冒，患有严重的鼻炎，擤鼻涕的卫生纸每天都会用三包。自从学医之后，他坚持晒太阳、打太极，每天忙得不亦乐乎。不到半年的时间，身体的阳气迅速恢复，感冒、鼻炎也不治而愈。现在他50多岁了，在北京寒冷的冬天里都是单衣单裤，两只脚不穿袜子，直接穿单皮鞋都不会感到寒冷，全身好像火炉一样，跟他接触你会感到暖洋洋的，特别温暖祥和。

所以不要小看太阳的威力，那些被晒成古铜色肌肤的人，您能把他们跟病秧子联系起来吗？自然是不能的。

而现代人之所以阳气不足，与太阳晒得少也是有很大关系的，相信大家对这样的现象并不陌生：

一、王师傅退休后，天天在家里看电视，很少出门……

二、赵先生早上7点开车上班，进入单位的地下车库后，乘电梯进入办公室。晚6点开车回家，汽车直接开进家里的车库，白天几乎晒不到太阳……

三、张女士白天出门时打着防晒遮阳伞，戴着遮阳帽，从不让身体的任何部位被太阳照射，把自己严严实实地包裹着……

最后，三个人病了，都去了医院。所以，无论你的体质是哪种类型，都需要接受来自阳光的关爱。

那么，怎么晒太阳最健康呢？

1．长期坚持。只要没有特殊情况，每天都要晒一晒太阳，不能把自己与太阳光隔离开来。

2．把握好时间。晒太阳的时间不宜过长，每天10分钟即可。夏天天气热，日光足，晒太阳的时间最好选择在上午7～9点或下午6～7点之间。要避开炎热的中午，因为太阳光太强烈了，紫外线容易伤人。冬天，天气寒冷，时间选择在上午9～11点之间，下午2～3点之间。春秋季节，时间选择在上午8～10点之间，下午4～5点之间。时间不是绝对的，可以根据当地日落、日出情况，自己确定。

3．避免遮挡。晒太阳一定要让身体直接接触阳光，不能用玻璃、塑料布、遮阳网遮挡。

4．保护眼睛。不能用肉眼直接看太阳，防止眼睛被阳光中的紫外线伤害。

5．选择好地点。晒太阳时，应选择空气良好、没有噪声的地点。

如果阳气不足，晒背效果是最好的。

《列子》中有一个小故事。说一对老农，家里十分贫寒，也没有过冬的棉衣。冬天老头儿就在外面背阳而晒，直晒得通体温暖，很是舒服。回家他就跟老伴儿讲："这晒太阳太好了，多暖和呀！这么好的事别人都不知道，我们要是把这事儿告诉给皇上，那能得多少奖赏啊。"故事挺好笑，却能充分说明晒背为什么会越晒越舒服。原来，从中医的角度来看，晒背的好处，一是不会让太阳光刺激到眼睛；二是"前为阴，后为阳"，后背的膀胱经也好，督脉也好，都是阳气非常足的经络。晒背可以给督脉、膀胱经上的"发电厂"补充点儿能量，起到补阳气的作用。

由此可见，阳气不足，何必到处寻医问药。什么祛病良方、神奇之法，再好也比不上我们头顶的这颗太阳。

喜生阳，善生阳，"金喜善"也扶阳

邻居张大妈是小区里的积极分子，是个典型的"热心肠"。小区里有个什么活动，她总是带头张罗。平时经常帮行动不方便的老人买菜买饭，帮别人家工作忙的父母接送孩子。谁家有事需要帮忙，她都自告奋勇。张大妈今年已经60多岁了，可做起事来依然风风火火的，没有一点年老体衰的样子。其实，她的好身体和她的"热心肠"是分不开的，换句话说，正是因为她有乐于助人的好心肠，才让她的身心如此健康。

为什么我们把为善、做善事的人称为"热心肠"呢？

中国文化和中医是一脉相承的，把为善、做善事的人称作"热心肠"，其实有它的中医医理在里头。人体有两个脏腑必须保持较高的温度，那就是小肠和心。因为心要鼓动气血，小肠要消化食物，温度太低，它们就没法工作。温度高，用我们平时的话来说就是"热"，也就是说，心肠(心和小肠)本来就"热"。

道家讲"善能生阳"，就是说善良、为善能增强人体的阳气，就跟"动则生阳"运动能增强人体的阳气是一个道理。我们的小肠属阳(腑属阳)，心虽然属阴(脏属阴)，但心属火，又位于上焦，所以心是"阴中之阳"。由此可见，心肠(包括大肠)都是阳。本身是阳了，又加上做善事"生阳"，那人的阳气不就更足了吗。并且在经络上，心经和小肠经相表里。它俩可以互相作用、互相影响、互相"温暖"。这样，心和小肠的温度不就更高了吗。

《太上感应篇》中说："语善，视善，行善。"

语善：不是说甜言蜜语，而是要少说伤人的话，少说恶语。

比如说孩子考试成绩不理想。会教育孩子的家长，他一定不会去埋怨孩子，而是用激励、鼓励的方式，让孩子的信心建立起来。聪明的小孩都是夸出来的，这样孩子才会越来越聪明。临床也发现，有成就的孩子，都是在人们的夸奖鼓励下才取得的。因为孩子一旦处在阳性语言的氛围中，他的阳气会得到生发。所以古人讲"良言一句三冬暖，恶语伤人六月寒"，就是告诫人们要语善。

视善：就是要让眼睛经常去看美好的事物。风景秀丽的名山大川，是天地间的大美。所以久居尘世的人要经常出去看看，以此养目调心。亲近大自然的过程，也是与天地交换能量、升发阳气的过程。

实际上，眼睛是心灵的窗户，心里充满了负能量，世界的美好就很难被发现。

说个大家都知道的故事。一天苏东坡和他的好友佛印在一起打坐，苏轼问："你看看我像什么啊？"佛印说："我看你像尊佛。"苏轼听后大笑，对佛印说："你知道我看你坐在那儿像什么？就活像一摊牛粪。"苏轼回家就在苏小妹面前炫耀这件事。苏小妹冷笑一下，对哥哥说：就你这个悟性还参禅呢！你知道参禅的人最讲究的是什么？是见心见性，你心中有眼中就有。佛印说看你像尊佛，那说明他心中有尊佛；你说佛印像牛粪，想想你心里有什么吧。由此可见，要养阳，生活中就不能总看到社会、人生的阴暗面，凡事要多看阳光的、积极的一面。如此，不用刻意追求，也能做到随处视善了。

行善：指的是多帮助别人。光帮助别人还不够，要心甘情愿地去做，不求回报地去做。

在日常生活当中，也能看到很多这方面的例子。比如一个人拉着一车煤或者白菜，爬高坡时上不去了，这时你帮他推一把，过了这个坡以后，拉车的人会回头道一声谢谢。这个时候你心里是什么感觉呢？一定会感觉到暖暖的，这种暖就是阳气。

南怀瑾老先生曾经讲过这样一件事情：有个老朋友，专去传说中闹鬼的地方，甚至还烧香请鬼现身给他看一看，可是一辈子就没碰见过鬼。南怀瑾老先生分析说：这是因为他经常行善，阳气太强的缘故。不

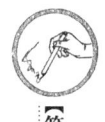

管老先生分析得是否有道理，总之，心理会影响生理，这是毋庸置疑的。所以，阳虚的朋友平时要尽量心胸开阔一些、豁达一些，凡事都不要太计较，要主动帮助别人，这样对于养生养阳是非常有好处的。

小中药，大健康，药补阳气功效棒

随着医学科学的飞速发展，以及生活水平的提高，市售的各种补品越来越多。阳虚之人，自然想要通过服用补品或者补药来振奋体内的阳气。那么，这种做法可不可行呢？可行，但要使用得法才可行。对于西药或者中成药来说，按说明书服用药物是人们最常见的用药方式。但对于中药而言，是没有说明书的，药材有什么样的功效、怎么使用，往往是医生说了算。所以什么样的中药能够养阳、怎么养，大家都一知半解的。所以在本章的最后，给大家推荐三种常见的养阳中药，大家可根据自身情况选择使用。当然，由于涉及到用药，能在医生的指导下使用最好。

这里首先要推荐给大家的养阳中药，叫鹿茸。

说到鹿茸，大家应该很熟悉了，它跟人参齐名，是众所皆知的补药佳品。但是人参偏于补气，而鹿茸养阳的效果更好。

前阵子遇到位患者，是位男性，大概四十岁。他进门后把手往我面前一伸，也不说话。我看他似乎有难言之隐，便也没多问。摸了下脉，脉象沉细，尺脉尤弱。我问他是不是阳痿，他点了点头，问我能不能治。我说能治，给他开的就是鹿茸。因为无论从脉象上看还是其他表现上来看，他都属于典型的阳虚症状，所以给他开了鹿茸。

为什么要开鹿茸？大家都知道，鹿茸是长在头上的。头者，诸阳之会。中医还有众阳之聚、上钟于角一说。也就是说，动物药中，养阳最好的，是角。而鹿角跟其他动物角还不一样，因为鹿角的生长速度极快，一夜之间就可生数两。骨骼生，所以养阳功效不是一般的补血药材可以比拟的。

那么鹿茸怎么用呢？由于鹿茸的价格昂贵，所以一般不做煎剂。因为鹿茸含有胶性物质，做煎剂的话会黏附于药渣或药煲的内壁，造成损失。医家在用鹿茸时，一般都是把它研成末，或者制成丸，直接吞服，这样补阳的效果非常好。现在药店里有卖茸片的，可以将1～2片茸片直接放入口中，用唾液将之徐徐溶化，最后再将余渣嚼碎吞下。这样既比研末吞食要方便得多，有效成分的吸收率也更高。服鹿茸的时间以空腹为宜，因为它的有效成分会与果蔬或茶汤中的鞣酸发生反应而被破坏。

除了鹿茸，杜仲也是一味不可多得的补阳良药。明代医药学巨著《本草纲目》还收录了一件杜仲补肾壮阳的医案。据说一少年新婚不久后，得了脚软病，行走起来都费力。看了许多大夫，都认为他得的是脚气，用了很多药也没有治好。后来遇到一位名医，只用了一味杜仲就治好了。旁人问是什么原因，名医说少年得的并非脚气，而是新婚燕尔，不知节制，以致肾虚导致的双脚肿痛。按脚气病治疗自然没有效果了。"用杜仲一味"补肾气，肾气足了，脚病自然也就好了。由此可见，杜仲补肾的功效是很神奇的。

此外，杜仲长期服用对人体也无不良影响。《神农本草经》将杜仲列为"上品"。什么是"上品"呢？就是"无毒，久服不伤人，有轻身益气，不老延年的功效"。可见，杜仲服用起来是很安全的。

怎么利用杜仲来补阳呢？最简单的方法就是泡茶。如果不习惯杜仲茶的味道，还可以用杜仲来煮粥，取杜仲10克，大米100克。将杜仲洗净，放入锅中加清水煎汁。然后将大米洗净，同药汁一起煮粥，粥熟后调入适量白糖，再煮沸即可，每天一剂。对于阳虚的人来说，有很好的改善和治疗作用。

最后给大家推荐的补阳药，叫淫羊藿。光从名字上就告诉人们这味药能壮阳了。为什么取这么个名呢？在中医上还有一个有趣的故事。据医学典籍记载，最早发现这味药的医者叫陶弘景，他是南北朝时期的一位名医。有一次陶弘景上山采药，途中听到一老羊倌对别人说，有一种长在灌木丛中的怪草，公羊吃了后，与母羊的交配次数明显增多，而且阳具长时间坚挺不痿。陶弘景听说后，便向老羊倌打听这种植物的形状、位置。后来他经过多方实验，发现这种药草果然具有壮阳的作用，故将其取名为"淫羊藿"。由于它补肾壮阳的功效很强，甚至超过海马和蛤蚧，因此还有"媚药之王"的称呼。所谓"媚药"，就是通过刺激感官而让男人怦然骚动，淫羊藿的功效由此可见一斑。

淫羊藿怎么用呢？《食医心镜》载，"单用泡酒即效"。所以，我们可以将它制成药酒来用。《普济方》说："浸经三日即可饮，益丈夫兴阳。"泡酒的时间不用太长，一般三天后就可以饮用了。取100克淫羊藿，洗净后泡入一斤白酒中，密封三天，三天后开封饮用，每次一小杯，一天一次。

当然了，是药三分毒。尽管上面这些中药都很好，但如果不是阳虚的人，用后可能会起反效果。即便是阳虚的人，使用不得法，同样会对身体造成危害。所以，涉及到中药的使用，一定要谨慎。实在担心，还可以选择艾灸，因为对普通人来说，没有比艾灸更容易掌握的了。

第二章

抓住盗"阳"贼,阳气还复来

阳气就像是延续生命的存钱罐，如果阳少寒多，则"藏寒生满病"。可悲的是，现代人或因压力所迫，或受欲望所使，或常随波逐流，每天不断地耗伤自己的阳气，直至伤及根本，疾病丛生时仍浑然不知。那么，在日常生活中，我们的哪些行为会损耗自己的阳气呢？

现代人普遍阴盛阳衰为哪般

说到阴盛阳衰，这确实是现代社会中普遍存在的一个问题。至于为什么会如此，很多人都认为是人们不健康的生活习惯、饮食习惯等造成的。诚然，这方面的原因是有的。下面我们就来说说，现代人普遍阴盛阳衰究竟为哪般。

中医学认为，人与自然界是统一体，人是自然界的一部分。人类的活动对自然界过度地开发与利用，已经影响到了自然界的生态平衡。同时也对我们自身产生了严重的影响。如过度地开采石油、煤与天然气，这些能源藏于海底与地下，这与人身真阳、命火的涵藏处非常一致。石油是液体，也就是以与水相似的形式存在的。煤色黑，中医学认为黑色物质是藏在肾之精。天然气是从地球深处直接引出来的，气者，阳也，相当于直接把深藏于地球中养命的气，早早地给燃烧利用了。

由此，我们可以知道，无论现在的能源还是未来的能源，无一例外，都类似于中医学所说的"蕴藏于肾水之中、坤土之下"，这与人身之真阳、命火极其相似。地球之所以有生命，是因为它有生命之气。只因为有了生气才会有生命。这个生命就来源于地球之中的真阳与命火。地球的生命与生气就要靠它来温养，靠它来保障。现在由于过度开采，地球的"真阳"与"命火"耗损过度。我们能切身地感觉到，地球的生气温养来源在逐渐减少，温室效应越来越显著。因此，最终导致我们所生存的地球本身"阴气盛"。而地球外面虚热越来越严重，形成了所谓的大气候阴盛阳衰之局面，这就是我们所处的生存大环境。

中医学认为，人与天地相应。什么是相应呢？也就是自然界的环境与人类息息相通，大环境的影响无一例外地都会影响到人类自身。既然自然界是阴盛阳衰，而人也必然是这样的现状，普遍性的阴盛阳衰。我们看到的人们表面上光鲜无比，其实内在实质都是形象好而体质差，这是我们所无法改变的事实。

我们再来说说垃圾食品与转基因食品。食品为什么会成为了垃圾，大概与现在生产的农作物的种子都是人工改良或培育，用化肥浇灌出来的缘故吧。我们知道，土地是有地气儿的。土地也会累，过度使用，地气儿就弱了。所以，在这样的环境中种的各种粮食，再通过精细的加工之后，被我们吃到了肚子里，无形当中，就把人体的体质给改变了。为什么现代人什么都能吃到，但是身体素质却越来越差？现代人的体质为什么都不如从前呢？就是因为过去土地里种出的粮食，都是在有地气儿的土地上生产出来的。现在的粮食都是用化肥催化出来的。土地有地气儿，人体有肾气，这都是生命之气。生命之气就是阳气。阳气不足，生物链最终都到了人的身体之中。现代人大多被农药、化肥"喂"着，表面看起来很强壮，其实是生命之气的一种过早透支。

此外，我们所吃的各种肉食也是同样的命运。如鸡，自然生长需要几个月的时间，才能成熟。可现在，用催生剂、抗生素等，在几十天之内就能吹出一个身体庞大、臃肿、走路都困难的"病鸡"来。这样的鸡肉看起来很有卖相，经过加工或油炸之后吃到人的肚子里。作为地球生物链上的一部分，最终的不良恶果都是要我们自己去承担。所以说，我们身体会出现外强中干的现象，分析之后就不觉得奇怪了。

转基因食品更是一个有争议的话题。欧洲发达国家早些年生产了大量的转基因大豆等粮食，都以出口为主，在他们国内是限制或反对食用的。而中国却不以为然，认为可以食用。可能眼下也是对的，因为吃进肚子里，没有什么异常表现。问题是，时间久了，转基因食品在人体内是否会发生什么变化，可能还是个未知数。转基因食品，是把植物种子的遗传排列顺序给人工颠覆了，让其在没有准备好的情况下，产生强大的生长动力或形体。如果这样的刺激在人体内长期存在，是否会刺激人体内的细胞，发生一些突然的变化，想想还是很可怕的。

最后来说说环境污染。现代社会中的种种环境污染令人触目惊心。有句笑话说得好：卖豆芽的不吃豆芽，卖馒头的不吃馒头，卖韭菜的不吃韭菜，卖豆腐的不吃豆腐。就连我们日常生活中每餐必用的生姜，都是用"毒药"浸染过的，种种此类，举不胜举。一句话，那就是当你了解了真相之后，你什么都不敢吃了，因为什么都不安全了。为什么呢？

把工业染色剂当作食品添加剂，农药化肥残留物超标，抗生素动物用得比人类更厉害，让人不敢想象。食品的卖相越好，越要引起我们的警惕，因为天然的颜色是非常自然的。那种色彩鲜艳的食品与保鲜技术，让我们无法分辨真假。面对这么厉害的严重污染，而我们在生产食品的循环过程中，又总是无法避免的。这样的食物与食品进入我们肚子里之后，农药、化肥、染色剂、催生剂、膨化剂、抗生素、保鲜剂等，都在损害着我们的身体，使我们的身体外表看来很好，就如同卖相很好的食品一样，吃一口却怎么也不是正常的味道，至于我们的身体内部，更不知道是什么情况了。

由此可见，现代人总体不健康，这是涉及整个国家的一个很可怕的问题。大多数人都是看起来形象好，体质却差，总体呈现出阴盛阳衰的态势，这已经成为不争的事实。如何改善这个现状，是很值得每个人认真思考的事情。

饮食无节制，腰肥身胖阳气伤

吃，在中国来说，可以说是一种文化艺术，也是一种美的享受。可是，当我们违背了老祖宗所给的身体基本条件时，就会损伤我们身体中的阳气。因为，我们几万年来逐步形成的身躯，从32颗牙的排列与7米多又细又长的小肠来看，这是让我们来吃以谷物为主的食物的，可是你却天天牛排、鸡腿，满口流油。你应该过老百姓的日子，却天天过着皇上般的生活。所以，吃来吃去，越吃越香，越吃越馋，一天不吃就感觉日子无滋味。这一吃不要紧，几年十几年过去了，身体越来越发福。肚子大、体胖、体重增加。走路一快就气喘吁吁。身体越来越没劲儿，一吃不好还会拉肚子。这就提示我们阳气已开始虚弱了。

按理说我们吃得过好，应该是能很好地补充身体中的元气的。可是恰恰相反，不但不能补充，反而是损伤了身体中的元气、阳气。这是为什么呢？已故火神派名家李可老中医曾说过："十个胖子九个虚。"这个虚就是阳气虚、元气虚。由于久食大鱼大肉，肥甘厚味之品，造成脾胃功能负担过重，导致其升清降浊功能低下，无法及时运走进入体内的各种食物。因为肥甘厚味之品进入胃之后，需要大量肾之元气支持胃火，才能把这些肉食之品烧熟，之后才能被脾运走为体内所利用。现在人们吃进大量大鱼大肉、肥甘厚味之品，久而久之，脾胃功能负担过重，导致不能及时运化与吸收，这些无法及时运走的食物就变成体内的垃圾——中医学认为是痰湿浊邪之品。

由于湿浊之品为阴邪，阴邪易于损耗阳气，就像是凉水总是能把热水的温度降低。由于阳虚导致人的体温低，这些在人体积聚的痰湿浊邪之物无法及时排出体外，容易停留在人体内阴盛的部位。所以这些人出现大腹便便、身体发胖、体重增加。人的心脏是火力最为旺盛的地方，也是人体的发动机、抽水机。现在由于体重增加，无形中增加了心脏负担，心脏需要更大的火力燃烧，才能把身体带动起来，保持正常的气血运行。久而久之，过多地消耗体内元气、阳气，导致阳虚之后，而形成恶性循环。

冰凉饮品，爽过后的阳虚困扰

人是恒温的高级动物，身体内部需要保持住36.5℃左右的温度，才能使其正常运作。所以说，火神派名家吴荣祖老中医认为，冷饮并非人人都能喝。冰冻饮品的温度大都在零度以下，而人体内温度为36.5℃左右，当大量的零度以下的饮品进入到胃中之后，直接受害的就是胃。胃受到寒冷刺激之后，胃壁会因寒冷而收缩，就像是我们冬天在温暖的室内，走到冰天雪地的室外一样，人体会因寒冷而不由自主地收缩。

胃受寒后收缩，就无法正常地通过脾运输，并把其水饮之物通过蒸腾气化运送到身体的各处。相反，停留在胃内的冷饮，不仅能降低脾胃的温度，影响其升清降浊之功能。同时，由于脾胃中之阳气、火力来源于肾中之元气，寒凉导致脾胃需要大量的火热与阳气，才能把其温度提高到36.5℃左右。这样，久而久之，就会在无形中大量消耗身体中的元气、阳气，消耗过度而补充不及，就会导致阳气亏虚。

由于冷饮直接入胃，对胃的刺激最为明显。这是因为夏季炎热，身体内的元气不需要太多的释放，就能借助外界自然之中的阳气供身体利用。大部分阳气、元气可以在体内休养生息。现在一杯冷饮下去，直接把胃表面的很多细胞突然冻伤或者冻死，导致这些表面的细胞无法正常活动，久之会对脾胃功能造成很大损害。

所以有不少的朋友会因喝冰凉饮料出现胃痛、胃胀、甚至拉肚子。同时，积寒郁中导致脾胃虚寒。胃里面本应该像煮饭的锅一样热乎乎的，现在里面却凉凉的，再吃凉或油腻之物后，胃就很不舒服，一检查，往往就是慢性胃炎、浅表性胃炎、萎缩性胃炎、胃溃疡、结肠炎等病。让人头痛的是，服用多种药物治疗效果总是不好，这是为什么呢？这是因为，久喝冷饮之后，不仅是直接把胃伤了，更重要的把肾中之元气、阳气也给白白损耗掉，导致肾中阳气亏损。也就是说，我们的先天元气已经不足，火力减弱了，疾病就容易发生。

裙装飘飘，美丽冻人易损阳

爱美之心，人皆有之，这是没有什么过错的。问题是，这些爱美的女人们，要风度却损失了身体的温度。特别是一些本来身体就畏寒的女孩子，为了满足爱美的虚荣心，为了漂亮，冬天也穿短裙，膝盖、大腿处只有一两层不太厚的丝袜保护，在瑟瑟的寒风中发抖。年轻之时元气足、火力旺盛的时候，还不是什么大问题。随着年龄的增长，阳气逐渐虚弱，怕冷、手脚凉、腿寒疼痛等毛病就会接踵而至。

俗话说："女人是水做的。"水属阴，阴多寒。所以说，女人天生都是很怕冷的，因为在同一气温下，女人实际感受到的温度要比男人感受到的低一些。首要原因是男人身上的肌肉多，脂肪少，而女人身上的肌肉少，脂肪多。肌肉在碳水化合物和脂肪氧化的过程中，能消耗掉大量的热量（如同阳气），散发出大量的热能。

其次，对于冷的感觉，女人比男人敏感。这是因为女人皮肤里的"传感器"比男人身上的灵敏，会更快地把"冷"的信息传递到大脑。大脑接收到"冷"这个信息之后，会立即下令新陈代谢系统加速工作。接着命令血液循环系统退守到第二道防线，即从皮肤、四肢退守到躯干。这就是气温低时，穿着裙装的女人更易感到手脚冰凉的主要原因。

中医学认为，下肢是人体之根本，就像是大树之根基一样。由于下肢根部受寒后容易伤及肾阳，肾阳元气虚弱之后，人体的根基动摇了。元气、阳气不足之后，女人们就会百病缠身。同时，由于冬季的气温大多在10℃以下，暴露双腿表皮遭受寒冷空气侵袭，会引发多种症状。既有外科问题、也有内科问题。

寒冷的季节里，穿得少最容易引发感冒。如果经常感冒，就会造成自身免疫力下降，增加罹患疾病的概率。同时，关节炎的侵袭也是一大问题。在冬季寒冷潮湿的天气里穿着裙装，暴露在裙装外面的双腿会受到寒气的侵袭，出现腿部发凉、麻木、酸痛等症状，还容易被寒冷空气冻坏，引发关节疾病。虽然导致关节疾病的原因很多，比如关节磨损等，但是冬天穿得少受寒肯定是主要诱发因素。

由此可见，寒冷是诱发诸多疾病的因素。在不同的季节穿恰当的衣服，注意保暖，才不会损伤我们体内的阳气。只有阳气充足，身体才不易受病邪侵袭，健康才能相伴左右。

空调凉爽，小心阳气被"吹"虚了

空调的发明，打破了人类的生活规律，破坏了我们几千年来四季分明、温热寒凉气候下的生活状态。可见，任何一种发明，都有它的利与弊，空调是最为显著的。比如炎热的夏季，外面是一团火，进入有空调的环境内，就像进了冷宫一样，冻得人瑟瑟发抖，感觉穿一两件衣服都不能解决问题。

在气温较高的环境下，人体表面大量的毛孔都是开放着的。目的是释放体内的热量，防止体内温度过高造成不适。这时人体内的阳气，大部分都储存在肾精之中休养生息，外界阳气旺盛可供直接利用，人体之阳气不需要产生很多的热量，就能将我们的体温维持在36℃左右。一旦突然进入空调房，大量开放着的皮肤毛孔来不及关闭，就会连同寒气冷风一同进入人体。

倘若我们长期反复进出空调房，就会反复地把寒气冷风一层层地压在体内，造成人体体质成为中医学火神派所说的三阴证。也就是说把寒气压制在人体之内的深层部位。这样不仅会导致常年难治愈的反复性感冒，女同志还会因受寒而导致很多妇科疾病。如痛经、月经不调、产后病等。婴幼儿在这样的环境下生长，很容易患上哮喘、过敏性疾病等。已故火神派名家李可老中医发现，这样的疾病不仅在南方地区多见，甚至是一个普遍的现象，各地方都有大量这样的病人。

空调寒冷之风为什么会造成人体阳气损伤呢？上面已简单说明，夏天由于外界天气炎热，人体内的阳气大部分都储存在肾精之中，在里面干什么呢？休养生息。就是在里面养精蓄锐，就像是军队在休养整编一样，没有准备打仗的意识。现在突然来了问题，没有休整好的部队，就急忙拉出去顶替一阵子，刚去了阵地，又突然撤了回来。这样来回地折腾，部队无法得到充分的休整与补充，不仅不能解决问题，反而把部队的战斗力折腾掉了。这个折腾掉的就是人体肾精之中的阳气。本来夏天人体是不需要多少阳气，就能借助外界阳气以保证体温的恒定。现在是一会儿热一会儿寒的，把人体毛孔的开与闭都打乱了。人体内的阳气就是这样在进进出出之中，给白白地消耗掉了。阳气损失了，肾精元气就会亏损，人体生命之火就会因此变弱，久之则会百病缠身。

不仅仅是空调冷风伤人阳气，自然界之风也应引起我们的注意。如我们常说的口眼歪斜，都说是中风了。为什么说中风了呢？就是因为在睡觉的时候窗户没有关闭好，放在窗户边的床正好对着窗户边有缝隙的地方。或是没有关闭好的窗户，对着人体头部不断地吹冷风，把人体面部的神经冻麻木了，导致神经无法正常传递信息，使人体面部两边的肌肉不能有规律地收缩，形成口眼歪斜。好多由于治疗不及时还导致终生不愈，或面部不停地跳动，医学上叫面肌痉挛症，这种病是很难治的。

中医学认为，"风为百病之长"。也就是说风邪无处不在，它也是很容易伤人的。特别是夜晚入睡的时候，外界气温一般都比较低，人在夜里静下来睡觉的时候，身体处在全面"放松警惕"的状态。这时人体阳气入内，外面阳气微弱又少的时候，是很容易着凉的。如果长期着凉会引起很多疾病。遗憾的是，很多人根本不注意这些小小的细节，特别是全身热热地从外面回来的时候，马上打开窗户，一阵风吹过，就成了口眼歪斜，或是在空调房间内对着空调冷风或是电风扇，持久地吹风、吹冷气，伤风受寒更是严重得很。

睡觉时不注意容易伤风感冒，这很常见。而频繁进出空调房间，由于室内外温度相差悬殊，会导致人体体表温度突然降低。由于体内适应不及，引发体表循环失衡与障碍，称之为皮表闭塞。汗毛孔无法正常打开，形成表闭证。表闭证为急症，比普通感冒要严重得多，称之为空调病，这种情况的病人会持续性高热，而且难以退下来。同时，中医学所说的"中风"。西医所说的脑血管意外性疾病，都与伤风、受寒、空调使用不当、风寒之气入侵致人体阳气损伤，人体抵抗力下降而诱发诸多的病症密切相关。因此，护阳是非常重要的。

抗生素清热药，乱用也伤阳

抗生素能消炎、杀灭细菌，这是人所共知的。可你知道它为什么能杀灭细菌吗？这还要先从抗生素是怎么制成的开始解释。所谓的青霉素等抗生素，是从青霉菌培养液中提取的一种生物制品。这种青霉菌生活在没有阳光、阴暗潮湿的环境之中，才能生长与大量繁殖，这些细菌一旦遇上阳光与干燥的地方就无法生存，说明这种生物是一种阴寒湿邪的产物。

霉菌多呈现青绿色，这种在制药厂附近常能闻到的一股类似于臭脚汗味的药物，气味难闻。这种药物的性质，类似中药苦寒之品。如黄连、黄芩、金银花、连翘等。这类中药针对的症状，就像是家中着火了一样，类似于水管中的凉水，可以把大火扑灭，确实很有效果。如一些特殊的细菌感染之后，用上这些有针对性的抗生素或清热解毒类中药，具有很好的治疗效果，可以挽救很多人的性命。

但是，现代大量应用这类抗生素并不是治疗什么大病，而是用来治疗伤风感冒、拉肚子等小毛病。所谓杀鸡焉用牛刀，用不到正地方上，解决不了什么问题。因为，伤风感冒多是因受风寒，西医讲这是病毒性感染所致，用抗生素不仅不能解决问题（只能杀死细菌而对病毒毫无杀伤作用），反而是帮了倒忙。因为感受风寒之后，人体有一种积极驱除病邪之力，当外来寒邪侵袭人体体表之后，人体内阳气的驱逐作用开始积极运作，用自己身体中的阳气所产生的热来"寒者热之"《黄帝内经》，把病毒（阴寒之邪）消灭掉，这时候你用大剂量的抗生素消炎，或是反复用清热解毒的中药来清热，等于帮了疾病的忙。

应用这种药物的后果是，病毒没有被杀灭，反而把身体中驱逐邪气的阳热之气给灭掉了。久而久之，反复大剂量应用抗生素或清热解毒的中药，等于把身体内的阳气给削弱了。特别是反复输液时将抗生素同时输入人体血管内，等于把液体凉水与抗生素一同直接输入人体内部。由于液体之寒（直接）加上药物之寒（间接）同时进入人体，人体需要用大量的阳气与热量才能把其温化成36.5℃。特别是对于心火阳气的损害是最为明显的，长此以往导致身体素质下降，抵抗力低下，这都与苦寒寒凉之药性造成了体内肾中阳气损伤、元气亏损有关。

火神派医家刘力红博士，曾在《思考中医》中有一句笑话说得好：现代人大都经过抗生素的洗礼。所以说对阳气的损伤，不仅仅是抗生素与清热解毒中药。官方统计数据表明：13亿中国人平均每人每年输液体8瓶（4000毫升），其应用频率与范围是触目惊心的，最终的后果都是以消耗与损伤人体元气、肾中阳气为代价的。

所以说，凡是经常感冒、长期反复应用抗生素与清热解毒针剂的小孩子几乎是一发烧，全家老少都着急。一发烧就消炎清热，这一来二去的，他（她）们都成为医院儿科的常客了，小小年纪就成了"病秧子"。为什么现在随着年龄的增长，慢性疾病患病率在不断地上升，这些都与阳气伤、元气弱密切相关。这就是许多小孩挂多了吊针之后，总是精神不好，食欲差，吃东西消化不好，甚至手脚凉、生长缓慢等的原因。久而久之，这种群体就成为中医火神派常说的三阴证体质之人，这就为以后百病缠身埋下了隐患。

不过话又说回来了。并非抗生素与清热解毒中药一无是处。就像是一把菜刀，在家可以做饭，拿着它也可以去杀人，关键还是怎么用的问题。所以说，合理用药非常重要，抗生素与清热解毒中药，针对体内有实热证，或是典型的细菌性感染性疾病，用上后会有非常好的临床效果。也就是说，但凡身体素质较好的人，平时不怕冷或是经常怕热体质的人，用后就有好的效果。与此相反，阴证体质之人，阳气亏损比较怕冷的体质，应用时一定要格外小心。防止滥用抗生素而导致阳伤使疾病进入的恶性循环之中。

子时不入睡，阳气无从生

偶尔看到新闻说：十几岁的花季少年，在网吧里玩上几天几夜，竟导致突然死亡，觉得不可思议，因为小小年纪阳气旺盛，身体无任何疾病，居然会因为玩耍过度导致死亡，经解剖也未发现孩子有什么疾病。其实，这从中医学解释是非常简单的，那就是他们经过几天几夜不吃不喝，夜间阳气无法得到及时补充，连续应用后阳气耗尽导致死亡。

无独有偶，2000年11月份的《参考消息》报道了一篇题为《睡眠不足寿命短》的文章。其研究以猴子为例，在很多正常的睡眠时间里不让它们睡觉，结果猴子的健康状况急剧恶化，并很快死去。其研究结果提示：睡眠不足对健康非常不利，睡眠不足，或者是在正常的睡眠时间里没有得到充分的睡眠，都可能严重危害身体健康。

为什么人们不能保证充分的睡眠，不仅威胁身体健康，甚至还会缩短寿命呢？我们还要从中医学所说的"子时"入睡之重要性说起。睡眠的过程，实际上是中医学所说的阳气得到收藏、蓄养的过程。但是睡眠

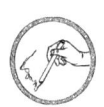

不会像吃饭那样直接给身体补充营养就行了。其实它与吃饭使人得到及时补充阳气一样重要。吃饭要是吃得快的话，几分钟就能搞定，可是睡眠却不能简单地在几分钟里解决，它需要充足的时间。

所以说，在中医学养生保健中，强调人们一定要在子时上床入睡。子时，现代时间是指夜晚11点到凌晨1点这个时间段。在这个时间段里，中医学常说"子时一阳生"，是说夜晚阴盛点到极的时候，阳气开始升发，为什么呢？

因为我们白天所吃进去的食物，有形之物都是阴，阴只能补充形体，一定要转化为阳气的时候，才能转化为我们的精气神。即阴阳相合或相交，才能转化为阳气供其升发。如果阴阳无法相合，也就是说不进入睡眠状态，等于是阴阳处在分离状态。就像牛郎与织女一样一个在天上，一个在地下，夫妇不能在一个屋檐下生活。夜晚不能同房，不过性生活，就无法繁衍后代，人类就无法生生不息。

生命在夜晚阴阳相合，在一天中是最需要安静的时候。什么时候最静呢？当然是夜晚睡眠的时候，因为只有入静的时候，生命才能重新开始。

这个时候我们如果不能入静，不能上床睡眠，阴阳无法相合，阴阳无法相交，我们的生命是无法得到延续的。实际上，人的睡眠就是一种复命。即恢复生命活力，为第二天的生活与工作提供基础。就像我们所开的汽车一样，每天开回家之后，需要简单的保养，补充油料、水等……才能为第二天用的时候提供保证。所以说，日久天长，总是养成熬夜的习惯，身体总感到疲劳、精神不振、注意力不能集中等，这都是因为夜晚子时不能很好地得到能量补充，精气神不足、阳气不足的问题。

现在很多人存在睡眠不足的问题，岂不知睡眠对于健康非常重要。我们平时会看到这样的现象，睡眠好的人，精力充沛，整个人看起来精气神十足。而经常熬夜的人，总是无精打采，疲劳之力，这是为什呢？其实，这都是与阳气息息相关的，过度耗损阳气，自然就会萎靡不振，只有在阳气充足的状态下，人体才能活力无限。

性生活过频，最耗精损阳

适宜的性生活不仅是心理上的需要，也是生理上的需求，并益于身体健康。但是物极必反，过度而无节制的性生活，会损伤肾精阳气。什么叫无节制的性生活呢？那就是性生活过度。什么又是性生活过度呢？20～30岁的人，半个月或一个月性交一次较为适宜。超过此限度就是过度。30～40岁的人，两个月性交一次较为适宜，超过此限度就是过度。40～50岁的人，3个月性交一次较为适宜，超过此限度就是过度。50岁以上的人，半年性交一次较为适宜，越过此限度就是过度。60岁以上的人必须禁欲。

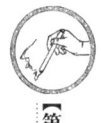

为什么说无节制的性生活，最容易耗伤男人之肾精与阳气呢？中医学认为，肾是藏人体精气的地方。过于频繁的性生活，就等于把藏在人体深层的肾精提前用了。就相当于现代人对地球过度地开发，把深藏于地球内部的煤、石油、天然气等，这些本来是用来温暖地球自身生机的精气，让人们提前开发而用到了别的地方。因为，在性生活中，是在没有剧烈运动的情况下，而激发大量的肾中真精阳气，在周身畅快的一瞬间给耗散掉了。而且在泄精的一瞬间，还会使人感到腰膝酸软无力。有些人在性交时心脏病发作而猝死，就是因为肾精脱心阳突然衰竭导致的。

西医学研究对这些观点却不以为然，他们认为精液中所含的蛋白质很少，也就是说因性生活而损失的蛋白质，对于人体的正常运动几乎是微不足道的影响。这种观点并非完全正确，因为西医只重视对有形物质的研究，却忽略了在性交过程中的其他反应。所谓的"性高潮"时浑身畅快的感受，就是真阳元气被激发出来以后通行周身经脉并耗散掉的反应。因此，真阳元气被激发出来以后，也就变成了无形的了，不能因为高潮时所射出的精液中只有少量的蛋白质而断言与元气无关。人体有形的精液，只是为了繁衍后代所必需产生的有形基因物质而已。但精液并不等于人体真元阳气。只看到少量精液对于人体微不足道，是人们只重视看得到、摸得着的有形物质，而忽略了人体在性活动中所消耗的无形阳气与精气神。这就是为什么中医学总是强调肾精真阳对人体的重要性的原因。

　　为什么人们会追求性生活呢？因为性交能使人有飘飘欲仙、浑身畅快的感觉。难以用语言表达，所以人们追求享乐的思潮会在头脑中蔓延。王正龙先生认为，性高潮时畅快淋漓的感受，都是真阳元气发动后通行全身经脉的真实反应。这种反应是人体深藏于体内深部元气外出的结果，元气一旦离开丹田而通行全身后，就不会再回到丹田之中了。所以说，所谓的现代文明病和各种新出现的怪病，几乎都与性交过度（或手淫）造成的射精过频有关。因此中医学认为，只要是病，就几乎都与元气不足和性交过度有关。这话说得虽然有点过度强调性在伤元气、阳气中的作用，至少中医学认为，无节制的性生活会早早地伤及人体的肾精与阳气，这是千真万确的道理。

　　性活动，在中国传统文化意识形态中，是非常圣洁与庄严的。但现代人却把人类自身繁衍之大事，看作是儿戏一般地玩耍罢了，这是非常愚蠢的人才会去做的事情。英国科学家曾有过这项研究：一种名叫袋鼬的小动物，每年的8月，这些雄性袋鼬都会疯狂地与雌性交配。这些疯狂交配的雄性在交配后都迅速衰老，毛皮脱落，形容枯槁。等到交配期一结束，大地上都是这些雄性袋鼬的尸体。这说明什么呢？频繁的性活动，极度透支动物的肾精阳气，使其阳气用尽，等待它的只有死亡。

1985年，美国的科学家进行过一次统计发现，男人预期平均寿命比女人少7年。为什么会出现这种情况呢？动物学实验报告证明，雄性为生殖性交活动所付出的代价更大，这种代价就是生命。阳气终结，生命结束。如求爱的雄性舞蛛会很快消亡，它们死于急剧衰老。雄性舞蛛在性爱后迅速衰老死亡，而雌舞蛛能活上几十年不死。这都证明过度的性活动，是一场快速耗散人体与动物阳气的过程。

所以说，人类性活动是先天元精的耗散大户，先天之精是藏在人体深部的元精与阳气，是生殖繁衍后代用的。在频繁的房事活动中，会加速它的流失。精伤元损、阳气不足，这一定是相互关联的。因此，性生活的度之把握，对人体健康是非常重要的。

欲望，戕伤阳气的罪魁祸首

人与动物的最大区别，在于人能改造自然为我所用。而动物只能被动地去适应自然。人类自有历史记载以来，最大的进步与发展莫过于对自然环境的改变，使其更适合人类的活动与生活。但是人类文明的发展与进步是永无止境的，翻开历史的长卷，我们能看到人类对自然界的探索与认识，一天也没有停止过。可见人类的欲望与追求的脚步，从来也没有停止过一分钟。

人类的大脑为什么会越来越发达？就是因为人类一天也没有停止过思考与想象，虽然大脑的发达为我们的生活与工作带来了很大的便利，但就在我们为优越的环境而感到自豪的同时，人类的欲望则越来越不可思议。你可知道，人们只要一睁开眼，大脑就在开足马力高速运转。这一过程中所消耗的就是人体大脑中大量的阳气，因为脑子是人体消耗阳气的大户。

人们常说，人有三宝"精气神"。中医学认为，这三宝都是显示内部阳气功能的外象。因为肾中藏精，心中藏神，也就是说人体内的精气，经过阳气的蒸腾气化之后，变成了我们的神气。这个神气，就是保证我们身体精神饱满与充沛的气。因肾阳饱满而精足，精足才能在有效的蒸腾气化之后，转化为我们身体中的神气。有了精神气，我们头脑中的阳气足了，才能开动马力工作。头脑是我们身体中的司令部，司令部就是指挥中心，在任何情况下都要首先保障其有足够的阳气，有了足够的阳气我们的大脑才能正常地运转，所以中医学认为大脑为"储阳之会"，也就是阳气汇聚最多的地方。阳气最多，是因为这个部门重要并需要消耗这么多的阳气。因此，我们每天早上一睁开双眼，思考的任何一个小问题，注目眼前的所有事物，大脑中的阳气就在一点一点被消耗。就像是一台高速运转的发动机一样，它需要不停地燃烧汽油才能保证正常工作，只要发动机不停，汽油就如同阳气一样被燃烧与消耗。

当前世界变化的节奏加快，电脑、汽车的普及以及信息交流的增多，无形中影响到人们的生活、工作与思考。社会运转的高速度必然导致人们的工作与生活压力增大，导致人们思考问题过于复杂，事事不顺容易引起人们的焦虑、紧张与不安，易于生气导致郁闷。中医学认为"百病皆生于气"。气生不畅，易于郁滞，郁而不解，形成火化，即中医学所说的"木生火"。木火过旺，则火性炎上，引起心火盛，心火过度旺盛，会引起人们失眠多梦、难以入眠、烦躁不安等，这些都是火旺造成的。

我们知道，火旺是需要消耗阳气的，因为气者，阳也、火也。与此同时，树木的生长是离不开水的。中医学认为这种现象叫作水生木，也就是木生火是由于消耗肾精所致。而真阳不足所致的虚火，非正常之火，是在以大量地消耗人体肾中阳气为代价所呈现出来的虚火。每个人的真阳能量都是有限的，无奈人们不知节省这些有限的能量与阳气，反而在无形的烦恼之中，有意或无意间给白白地消耗掉了，久而久之，造成阳气的亏损。

现代社会物欲横流，东山盼着西山高的心态，使人们的心理很难平静，心智很难清清楚楚、干干净净的。因为欲望对人的诱惑太大了，思虑太多，心里负担太重，心中一天到晚总是一片愁云飘浮在半空中。七上八下，心猿意马，总是无法平静。

话又说回来，人非草木，孰能无情？但凡与自己或家人有关的事情，我们都不可能无动于衷。所以中医学认为，面对事情人们出现喜、怒、忧、思、悲、恐、惊七种情绪，称之为"七情"，而七情的变化与五脏密切相关。因为这些情志表现就是五脏功能的流露，五脏功能的活动，都是以阳气为中心，有了阳气的活动人们才感觉到情志的变化。因为五脏的功能活动表现，是以阳气的流动为中介表现出来。

阳气，如同我们每天花的钱一样。流通的人民币，是我们劳动成果的转化，可花钱是很快的，一会儿就有可能花出去很多钱。可要赚这么多的钱是需要时间与精力的，也可以说钱（阳气）是我们用血汗换来的，这就是人们常说的血汗钱之缘由。

人的欲望，永远也没有满足的时候。因此说它是消耗人体阳气的无底洞。如喜伤心，猝死往往是由于乐极生悲。这是因为心阳突然暴脱致人死亡；怒伤肝，生气是慢性自杀的导火索，这是因为肝木不能生发而郁滞，过度地郁滞会不停地消耗人之阳气，因为只有阳气才能生发；恐伤肾，恐惧瞬间能摧毁健康的防线。因为人体的生命基石就藏在肾精之中，肾中之精无法蕴藏导致精脱而阳亡；思伤脾，思念让生命不堪重负。因为思虑过度会影响脾胃功能，脾胃为后天之本，气血生化之源泉，后天之本无法正常运作。生化乏源，有限之精与阳气，终究是要被消耗殆尽的；忧伤肺，警惕"心理感冒"夺性命。心灵上的感冒，实际上是心理抑郁症。抑郁是什么呢？抑郁就是无法伸展、升发，实质上就是阳气不足所致升发不能之表现；嫉妒之为，会让你烧毁自身健康，羡慕嫉妒恨是心中无形燃烧出的一股子邪火。它不仅能烧毁你的心灵之火，更能把心火烧得过旺而烧干，烧干等于阳气消耗完了。

　　人的欲望所消耗的人体阳气，一般分为两个方面：即心理与躯体。虽然说人的身体多种情况都可以影响到阳气的散失速度，但阳气耗散的主要原因，还是人的心猿意马导致的各种社会行为。一喜一怒、一惊一乍，都在消耗着阳气。由于现在人体质总体上呈现出"阳常不足，阴常有余"的状态，人的各种思虑与社会行为，都会随着人们过度的开发，使阳气耗散于无形之中。过度就是无节制，人们在欲望的驱使下往往把握不好这个度，无端造成阳气过分地消耗。从而导致轻者疾病丛生，重者加速衰老与死亡。

衰老，阳气虚不可避免的过程

　　中国台湾国学大师曾仕强教授在讲《易经的智慧》时，谈到人从出生到死亡的过程，他说是一种慢性的"失水过程"。这句话说得对，失水也是阳损的过程。依据《易经》中的阴阳思维方式，失水为阴分减少（形体），必然还有阳损（元气）在先。因为阴阳一时一刻也不能分离，阴阳分离对于人来讲就意味着死亡，而在阴阳之间，阳气为主导。

　　阴阳就像是一家人一样，户主总是写上男人的名字，这并不是说女人不重要，而是在夫妻之间得有一个为主导地位。这就像阴阳之间，阳在先，为主导。因此，衰老的开始，正是先从阳气虚弱中进行的。但阳气在人体中是无法看到的，就是一台电脑，你不通电它就不能工作，而衰老的体征表现在脱水上最为显著。失水的内涵，其实是阳气蒸腾气化功能减弱导致的。

所以说，在阴阳之间，火神派扶阳理念认识到阳为主导地位。正如中医学养生与治病全书《黄帝内经》中所说的那样："阳气者，若天与日，失其所，则折寿而不彰。"阳气在天地间，就如天地间的太阳一样，不仅起主导地位，同时决定着人们寿命的长短。阳气充足，则寿命就足够地长，如阳气不足，人的寿命就会缩短。虽然说人体内65%左右都是由水构成的，但这个水中必须有火，人才有生命力，才能健康地活着。就像是人体内的太阳一样，把身体内的水加热到36.5℃，并在人体内的血管中循环不息，生命才能正常进行。如果人体内没有这个火在不停地燃烧的话，水就成为死水，一潭死水就意味着死亡。

人体的衰老是一个渐进的过程，是一个毫无痛苦、非常稳定的不自觉的进程。由于性别的差异，男女之间这种衰老过程，中医古籍《黄帝内经》首篇《素问·上古天真论》中就已经明确地指出，女子以七为周期，男子以八为周期。如描述女子"五七，阳明脉衰，面焦，发始堕"。形容女子在35岁以后，面部的衰老就已经明显开始了，而男子到"五八"时期才开始显现衰老体征。这就是《素问·阴阳应象大论》中所指出的，人体的衰老过程就是"七损八益"。而这个过程，火神派名家吴荣祖老中医认为：七损八益是一个生理的、自然的、阳气的盛衰过程中。如果你能知道七损八益这个道理，你就知道如果在一个人生周期过程，如何去把握住衰老的过程与进度。

书中还说："年过四十，阴气自半。"阴气自半，意思是人到了40岁，阴气就占上50%，同时阳气也只有50%了。所以说，吴荣祖老中医认为，虽然阳气的生理衰减是自然的事，但我们可以努力从各个方面使它衰减得慢点儿，保护得好点儿，要像呵护幼苗一样保护我们的阳气。

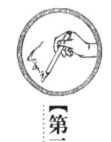

这样身体就会健康一些，耳目就不会衰老得过早。行动、思维都会相对衰老得慢些，这我们完全是可以做到的。道家常说：我命在我不在天。这句话讲的就是这个道理。

父母给我们的一罐先天之元气，在生命过程中转化生命之火。在不停地燃烧着，为我们的生命提供源源不断的热原动力。我们从胎儿到婴儿、从小到大、从不病到生病、从壮年到老年、再到死亡，都是由主宰我们身体的元气及转化为阳气的功能状态决定的。元气的盛衰强弱与阳气火力的大小，左右着我们一生的生命状态与寿命的长短。北京的樊正伦老中医认为，现代人，动心太甚，五脏六腑每天都在经受着永无止境的欲望灼烧。于是，很多人在非常年轻的时候就离开人世。所以，我们经常会听到某某企业界精英，因为生命透支导致突然死亡的消息。

透支生命中之元气、阳气之后，你用再多的钱也无法挽回这些人的生命。因为他们已经提前把自己生命中的元气、阳气早早地给用完了，这是无法挽回的。因为父母给我们的这一罐元气，大部分人基本上是一样的，平时看起来身体所谓很健康之人，反而没有那些经常小病不断重视调养的人寿命更长。因为，元气是一个定数，元气耗尽的那一天，一定是你离开世界的那一天。小心驶得万年船，就如烂墙经得起风雨一样。

第三章

每天艾灸一下子,健康长寿一辈子

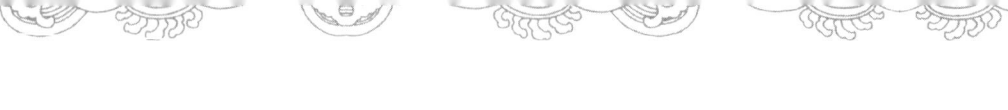

没事也艾灸,有这必要吗?有!金南洙先生一辈子没有吃过一粒药,只是每天做一次12个穴位的艾灸,结果金先生现今已经100岁了,却保持着30岁的活力。仍然可以健康地到各处行医,为世界各地的患者带去希望。日本最长寿家族万平家族三代之中有6人达100岁以上。其长寿秘诀是:每日实践足三里等穴位的艾灸,维持下体的气力旺盛健康。所以,想要健康长寿,不管何时何地,都可灸一灸。

灸百会,把沉下去的阳气升起来

喜欢《天龙八部》这部小说的人,应该记得灰衣僧人和慕容复的父亲慕容博的那场对决,文中这样写道:

"岂知那老僧一掌轻轻拍落,'啪'的一声响,正好击在慕容博的百会穴上,慕容博的一格一退,竟没半点效用。百会穴是人身最要紧的所在,即是给全然不会武功之人碰上了,也有受伤之虞,那老僧一击而中,慕容博全身一震,登时气绝,向后便倒。

慕容复大惊,抢上扶住,叫道:'爹爹,爹爹!'但见父亲嘴眼俱闭,鼻孔中已无出气,忙伸手到他心口一摸,心跳亦已停止。"

小说中不免有夸张的成分,但百会穴的确是个极为特殊的地方。下面两个例子,足以说明百会穴对身体的重要作用。

清朝时候有个名医叫黄子厚,是江西人。他邻县住着个富翁,不知为什么经常腹泻,很多年都没治好,就派人去请黄子厚。可是治疗了十几天,效果并不明显。黄子厚觉得很是惭愧,于是告辞回家。但是他并没有放弃这个病人,每天在家查阅古籍,寻找治疗方案。有一天他翻看《易经》,读到乾卦"天行健"的时候,脑海中突然灵光一现,悟出了富翁的病因:天上的气如果运行不畅,那地上的气就无法升腾。那个富翁的病,应该是气不上举造成的。黄子厚重新去富翁家为他治疗,在百会穴上灸了三四十壮,果然止住了泄泻。

唐代时,唐高宗患有风眩,头重目眩,不能视物。名医诊断后认为是风气上逆所致,向唐高宗禀告说,砭刺头部,使之微出血,可使病情得以痊愈。皇后武则天得知后,大怒说,"天子头上岂可放血?此罪当斩"。后来经大臣们劝说,名医才得以在高宗头上刺其百会穴,微放血后,果然病愈。武则天皇后在帘内拜谢名医,并赐物奖励他。

为什么百会穴会有如此神奇的功效呢?

我们先来看看百会穴的位置,百会穴位居头顶,高高在上,是所有的阳经汇聚之处。意味着通过刺激百会穴,就能起到牵动百脉的作用。中国有一个成语叫提纲挈领,百会穴就相当于人体的纲领,升阳提气的功效非常好。怎么理解呢?打个比方说,当人感觉到很疲惫的时候,是不是会很自然地感慨:"唉,累死了。"往凳子上一坐,半天不想起来,这个就是阳气没上来,陷下去了。这时候,如果有人过来说了件高兴的事,比如说领导要发奖金了。他肯定会立马精神起来,雄赳赳气昂昂地快步跑过去,这个就是我们说的气被提起来了。就像网兜一样,没人提的时候,就塌下去了。一拎,立马就精神抖擞了。百会穴,就相当于提起网兜的那跟绳子。因此,刺激百会穴是振奋阳气的一大法宝,特别是用艾灸的方法去刺激它,效果更好。

多年前一次送医送药下乡的过程中,曾建议当地乡医用艾灸百会穴治疗一位子宫脱出多年的妇女,一个月后,该医生回复我说病人已经痊愈,非常感谢。

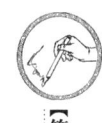

我的一位女性长辈，十多年的直肠脱出，每次大便后必须用手托塞，才能复回，痛苦不堪。我用艾灸百会穴为她治疗，一日2次，每次10分钟，半月后痊愈。直到二十多年后去世，一直没有复发。疗效之佳，可见一斑。

另一位老人，患有头痛，久治不愈。我根据他同时有怕冷、胆怯等特征，断定病症为素体阳虚的头痛。通过艾灸百会、足三里两穴10来分钟，老人的头痛减轻了。回去后按我的嘱咐，老人坚持艾灸这两个穴位，虽然每次只花10来分钟，但效果非常好。后来，他非常兴奋地告诉我，头不痛了，而且冬天也没有以前那么怕冷了。

总之，要补充阳气，百会穴是一个必不可少的穴位。按摩它，可以把沉下去的阳气提起来。因此，百会穴不仅是一个治病的大穴，还是一个改变人精神面貌的神穴。

督灸，强效的补阳大法

唐太宗李世民在一次看医书时，忽然掩卷沉重地说道："人体的五脏六腑都连在背上，而我们国家的刑罚中有一条是要打犯人背部的，这不是会把人打死吗？"于是他颁布命令，不再打犯人的背部，改为打大腿和屁股。

确实，背部是人体一个极其重要的部位，尤其是脊柱。脊柱是大脑的延伸，大脑通过脊髓指挥全身的活动。在中医里，脊背是督脉循行的部位，督就是"都督""总督"的意思。就是说，督脉是全身阳气的大总管，养阳扶阳，少不了督脉的养护。

大家都见过这样一种现象，人年纪大了，有一个最大的特点，就是腰弯了。腰一弯，整个人就没有精神了，这是什么原因呢？就是督脉不畅引起的。脊柱一弯就压抑了督脉，督脉总管人一身的阳气，压抑了督脉就等于压住了全身的阳气。阳气不充足了，人还能精神得了吗？

所以，补充阳气，少不了对督脉的调理。调理督脉有一个很好的治疗手段，就是督灸。北京地铁有一个1号线，我们身体里边也有条"1号线"，那就是督脉（人体后背的正中线上，简单说就是从颈椎到尾骨这段距离）。沿着这条线用艾条来回灸治，就能最大化地提升体内的阳气。

有一位小学教师，经常出现腰背酸痛、全身没力、头昏的症状，还隔三岔五地感冒。腰背都不舒服，估计是患了腰肌劳损，于是找我来瞧病。

他自己怀疑是腰肌劳损，但我在给他检查的时候，并没有在他的腰背处摸到痛点，我用手心沿着他的脊柱从上到下划了一下，发现他的后背发凉。这不就是阳虚吗？我给他做了一次督艾灸，并嘱咐他回去后让家人继续帮他艾灸。半个月后，这位老师很高兴地告诉我，现在他的腰背疼痛已经好了，甚至连手脚冰凉的问题也开始改善了。

还有一位大学生，最近莫名其妙地疯狂打起喷嚏来。由于是住校，搞得同寝室的人都不安宁。由于睡不好觉，所以都劝他找医生看看，结果找了很多医生都看不好，于是找到了我这里。我给他把脉时，一摸就知道问题出在哪儿了。因为他的手实在太凉了，不仅是手，整个手臂都是冰凉冰凉的。我说你这是受寒了，打喷嚏是在生发阳气，但你寒气太重了，生发不起来，给你灸一下就好了。于是，我采用一样的方法在他的督脉上施灸。结果不出一周，他就不再打喷嚏了。而且自从灸了督脉以后，整个人的精力也变得更充沛了。

那么，督灸怎么灸？其方法是：点燃艾条，来来回回地烤上30分钟即可。

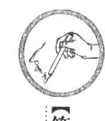

除了简单的督灸，还有一种更加有效的调理方法——长蛇灸。这种方法不仅能调理阳虚，对于很多疾病都有非常好的调理功效。

施灸前，需要优质纯艾绒、麝香、斑蝥粉、丁香粉、肉桂粉等药材。按麝香粉50%、斑蝥粉20%、丁香粉、肉桂粉各15%的比例，混匀装瓶，密封备用。新鲜大蒜500克，去皮捣烂成泥，备用。消毒医用纱布、龙胆紫药水。

具体操作方法是：脊柱穴区常规消毒后，涂上蒜汁，在脊柱正中线撒上斑麝粉1～1.8克，粉上再铺以5厘米宽、2.5厘米高的蒜泥1条，蒜泥条上铺3厘米宽、2.5厘米高的艾绒（纺200g），下宽上尖。形成截面为等腰三角形的长蛇形艾炷。然后，点燃艾炷头、身、尾3点，让其自然烧灼。待艾炷燃尽后，再铺上艾绒复灸，每次灸2～3壮。灸毕，移去蒜泥，用湿热纱布轻轻揩干穴区皮肤。灸后皮肤会出现深色潮红，让其自然出水泡，嘱患者不可自行弄破，须严防感染。至第3日，用消毒针具引出水泡液，覆盖1层消毒纱布。隔日1次涂以龙胆紫药水，直至结痂脱落愈合，一般不留瘢痕。灸后调养1月。这种灸法对于类风湿性关节炎、脊柱炎、慢性肝炎及顽固性哮喘都有很好的治疗功效。

战场上，一方火力不够，就不能够有效地消灭敌人。火力猛的一方就会强攻。火力弱，只能选择以守为攻。对于一个人来说，身体的阳气不足，生命之火不够旺盛，这个时候，只有采用补阳的方式，才能保证身体的健康。既然督灸、长蛇灸这么有效，我们有什么理由不去选择和使用它们呢？

常灸关元命门，对助阳有益

对于业余灸法扶阳或养生与保健爱好者来说，方法越简单越好。艾灸关元穴与命门穴，就是既简单又有神奇疗效的最佳选择点，原因是这两个穴位是扶阳助阳之大道。为什么这么说呢？

首先，关元穴位于任脉上，任脉为人身阴脉之海，也就是人体所有的阴精都在这里汇聚与通调。取穴方法非常简便：即用自己的四指并紧，横放在肚脐眼（神阙穴）下，这就是中医学常说的同身三寸，即以自己手指测量自己身体的穴位的方法。依据古代与现代研究结果认为，该穴位通治身体阳虚导致的所有疾病，同古代认为可治诸虚百损等病是一样的。

关元是对人体先天"元阴元阳"的简称，它是人体元阴元阳之气闭藏之门户，并为一身元气之所在，属任脉，为生化之源，别名为下丹田，意为生命之田的意思。同时，关元穴为任脉（阴精）、督脉（阳气）、冲脉（气血）一源三岐之源，正如现代我们常说的三江之源，就像青藏高原一样，这就是所谓的发源地。用艾火灸关元穴，可使关元穴阳气充足，壮一身之元气，不仅能延年益寿，更能治疗诸虚百损之病症。

其次，命门穴是人体督脉上的要穴。督脉位于后背正中间的中线上，也就是我们常说的后背脊梁骨上。而命门穴位于前面对应肚脐（神阙穴）之后，也就是与肚脐相平对的区域背部正中线上。该穴位主要治疗阳虚怕冷导致的一切病症与不适。因为，命门为人体的生命之本。命门穴，为人体的长寿大穴。现代医学研究表明，命门之火就是人体阳气。艾灸或重灸法，不仅能够直接扶助命门之阳气，同时由于命门穴有激发自身人体阳气的功效，在补命门之火的同时，还具有补肾阳的作用。

中医学认为"命门"为生命的本原，因为先天元阳与元阴皆可归藏于命门之中，人体经脉之根也系于命门。命门穴位于人体督脉的下部，而督脉就类似于房屋大梁一样，是支撑房屋安危的关键。况且，督脉为阳脉之海，统领一身阳气，调节阳经脉气。而灸法之助阳效果可立现于阳脉之海中，并通过督脉统摄全身之阳气，统率诸阳经的作用。对人体五脏六腑之阳气运行、经脉气血流通，都起着决定性的作用。

督脉处于身体最正中的位置，是人体的中轴线，攸关人之性命。在督脉之中，它不仅积蓄来自先天之阳气，并对人体六条阳经供应充足的阳气，多余的时候其阳气还会反流到自身被保存起来，在人体需要的时候再释放出来。因此说，人因阳气而生，统领身体六条阳经的督脉，可以说是掌握着人的生死之大权。而灸此督脉上之大穴——命门穴，对于补充人体阳气的重要性是显而易见的。

人体是一个非常复杂的机器，其组成不仅精密而且微妙。因为人体是水与火和谐后的共同产物，所以说当人的阳气不足的时候，等于人体阴暗潮湿之地，阳光无法照耀到这些地方，这些地方就会生成很多无法清除掉的垃圾。而灸法直接的扶阳助阳效果，等于额外在这些重要的地方增加一个人造小太阳，让其借艾火灸力直达病灶，把其阴霾之雾气消除于无形之中，这就是神奇的艾灸扶阳助正的作用。现在社会上流行艾灸盒保健灸法，这是一种非常好的保健方法。在有人对灸草燃烧时的烟雾不能耐受的时候，可以选择无烟艾炷与艾条，这样更为安全。

无事灸肚脐，弥补先天之阳

肚脐，它是通往先天经络的那扇门。这话说得一点也不假，的确如此。人在胎儿时期，待在娘胎里，脐带的一头连着孩子腹壁上的脐轮，也就是叶脐，另一端连着母亲的胎盘，母亲的气血由肚脐向孩子的全身输送，最后形成一个完善的给养系统。孩子出生以后，脐带一断，先天与后天就交了班，营养吸收来自食物，由脾胃功能完成，而肚脐也完成了它的历史使命。此后脐部输布气血的功能降到了一个次等的地位，一些血管与周围的血管建立了新的关系，一些组织自行闭锁，一些成为结缔组织，逐渐被人们所忽略。

但是，这一固有的输布气血的系统依然存在，就有点像是那个旧河道，有时候旧的河道依然有用处。比如说有一天发大水的时候，那些旧河道依然发挥着泄洪防洪的能力与作用，避免我们受到大的灾害。所以说，中医学上，肚脐叫作神阙穴，阙者，门也。通往神气与神灵的门口，我们千万不能小看哟！

所以说，中国人很看重肚脐这个小小的地方，我们如果留意看过去的电影，就会发现过去人们很喜欢睡觉时都穿一个红兜肚，以保护这个最神秘的地方。因为这个地方是最怕凉的地方，肚脐后面的肌肉非常薄弱，屏障功能较差，在人体中属于相对虚弱之处。肚脐的后面主要是小肠，小肠是个火脏，是与心火相连的地方。人体消化吸收的大部分功能都要在这里最后完成，一旦这个地方受寒着凉，就会影响到小肠的火力与消化吸收功能。

所以说，我们不仅要很好地保护这个神圣的部位，同时还要经常做些艾灸，以助人体之火。这个肚脐眼是在阴脉之海的任脉上，艾灸的火力可透达到后相对着的命门穴。是由阴贯通阳气的地方，还是通往先天道路的旧河床。当我们长期进行灸法助阳的时候，等于我们把原来通往先天之门的旧河道给打开了，利用原有经脉道路并向先天注入了阳气，为我们的生命增添了火力。使我们的生命力更加持久，这是最简单且行之有效的方法。

现代的女性朋友为什么妇科病多呢？多与神阙穴这个部位保护不到位有关。因为这个部位的肌肉容易招致寒凉，且寒凉之邪直接侵袭在小肠这个火力旺盛的地方，会导致小肠火力减弱，殃及妇科的器官，引起女性朋友小腹部不适或疼痛等疾病，特别是现代很多的女性穿流行的低腰露肚裤，前面露着肚脐是很容易生病的。所以说，经常用艾灸温热之火力来助先天之阳气，不仅有防治妇科多种疾病的作用，更有助阳保健的效果。

值得一提的是，艾灸肚脐的时候一定要注意安全。防止灸时艾条燃烧后的炭灰落到皮肤上，灼伤皮肤或是引发肚脐不适等。除用艾条直接灸的方法外，最好能运用现代研制的灸疗盒，并配有专门的腰带与外套，这样灸时更为安全。

道氏扶阳灸，保命之大法

道氏悬灸，又名道氏扶阳灸，属于中医艾灸的一种。隶属悬灸范畴，是悬灸技术史上继热敏灸之后的再次创新。特点是起效快，对多种慢性疑难杂病具有很好的调理效果。

道氏悬灸，为扶阳保命之大法，以阳气为生命之根本；以阳主阴从为理论核心；以阳气充足则自当驱除百浊为慢性杂病调理总纲、总则；以艾灸为扶阳之法替代内服姜片、肉桂、附子，尤其适合养生保健。

道氏悬灸，为您守护体内阳气。现代社会，人们饱受因"伤阳"导致的各种疾病的煎熬。饮食越来越生冷，性生活越来越开放，穿露脐装、吊带衫的人越来越多，夏天吹空调的人越来越多，各种清热毒药物大量使用，无不在摧残、荼毒人们本就脆弱的阳气，导致各种疑难杂症接踵而来。

道氏悬灸，就像是冬季里的一把火，为您守护身体的阳气。道氏悬灸适用于多种疾病的调理，尤其擅长阳虚、寒湿、瘀血导致的各类疾病，如各类疼痛、前列腺炎、阳痿、早泄、性冷淡、肠胃不适、肩颈不舒、腰腿不适、腰肌劳损、空调综合征、疲劳综合征、肌筋膜疼痛综合征、妇科炎症、肥胖、黄褐斑、月经异常、痛经、乳腺增生、风湿性关节炎、面瘫、膝关节骨性关节炎、腰椎间盘突出症、枕神经痛、慢性腰肌劳损等各类慢性退行性、功能性病变等。

调理过程中，由于补足了阳气，而阳气具有清理各种浊气，包括各种病理性产物的作用，患者多会出现大汗淋漓的情况，切勿惊慌。这是阳气充足后在帮人体清理病气的现象，是通过出汗的途径来排出体内垃圾、浊气、毒素的反应。患者如果在艾灸过程中出现胸闷、憋气等各种不适症状，应立即告知医生，停止艾灸。

此外，很多人在调理过程中会出现全身酸胀，严重者甚至某些部位酸胀得不能动弹，这也是阳气充足后的表现。犹如巨浪，自动冲开阻塞不通之经络的缘故。凡武术练功者只要阳气练到一定程度后(如少林易筋经内功)，就会自动打开周身经脉，即打通大小周天，从此经络畅通。

一觉醒来，人们普遍都会感觉到头脑清爽，精神振奋。可是有些人却不是这样，他们睡醒之后却感到头脑昏沉沉的，整个身体也疲软乏力。还有一些人平时也经常打不起精神来，好像害了大病似的，可到了医院却什么病也查不出来。

具有提神作用的穴位首推百会。所谓百会，就是百川归海，取其总要、汇总之意，由此可见此穴的统领作用。实际上也是这样，百会穴位于人的头顶正中处，据说能承接天地间的一切精华。此处又是督脉循行路线的顶端。《黄帝内经》记载："阴有阳疾者，取之下陵三里。"这里说的"下陵三里"就是足三里；而"阴有阳疾"是指六腑，也就是胃、大肠、小肠、胆、三焦、膀胱上的所有病症。在六腑中，胃的作用是接纳水谷，胆的功能是分泌胆汁、帮助消化，大肠和小肠的作用是消化食物，膀胱的作用则是排泄和输送水液。而足三里具有滋养六腑的作用，所以它可以治疗和六腑有关的所有病症。

如果能够在每年春天对足三里灸几炷艾绒，不但可以治疗脾胃的疾病，而且具有延年益寿的功效。具体做法是把艾绒对准足三里灼灸，当艾绒燃烧到一定程度，足三里会有明显的灼热感。

夏日三伏天，艾灸让阳气更旺盛

夏季是阳气盛极的时候，亦是养护阳气的最好时机。《黄帝内经》提出了"冬病夏治"的治病方针，这是中医的特色疗法，抓住阳气旺盛的时节，以温经助阳为大法，治疗寒湿、痰饮等阳虚疾病。艾灸在治疗寒湿及阳虚型疾病时，往往能取得良好的效果。

冬病夏治源于《黄帝内经》提出的"春夏养阳，秋冬养阴"。三伏天是夏季最热的时候，根据《黄帝内经》所讲，人与自然界是统一的。人体的阳气和自然界的阳气相符，生于春，旺于夏，收于秋，而藏于冬。夏季是人体阳气最旺盛之时，尤其是"三伏天"，此时人体经脉气血运行充盈，毛孔张开，有利于药物吸收。此时治疗某些寒性疾病，可以最大限度地以热治寒、鼓舞阳气，驱散体内寒气，调整阴阳，从而达到减少冬季发病频率或彻底根治疾病的效果。

三伏天"灸疗"是我国传统医学中最具特色的伏天保健疗法。它是依据中医学"天人相应""冬病夏治""春夏养阳"等理论，利用全年中阳气最盛的三伏天，人们体内阳气最盛的时机，应用具有温经散寒补虚助阳的艾灸。通过对经络腧穴的温热刺激，通过灸疗令阳气渗入穴位经络，通过经络的气血直达病处，标本兼治。特别是家有老人，三伏天艾灸肚脐（神阙穴），可增强人体的抗病能力，医治常年累月的虚劳诸疾，还可起到预防保健、回春延年的作用。

元气阳气充足，夏不怕热，冬不怕冷，精力、耐力旺盛。总之，元气充足的表现是真正意义上的健康特征。古时医家常用"神奇"来说明艾灸的功效和作用。根据临床实践，命门和神阙穴组方，壮阳第一，三伏采用灸法，会感到有热感从穴位直透体内，灸命门可培补肾气，振奋肾经。使阳气充足盛行。神阙属任脉，为生命之根蒂，灸之可扶阳固脱，二穴相配具有温肾壮阳、回阳固脱的功效。

此外，以下几个穴位也是三伏天必灸的保健大穴：

定喘穴。阳气不足，阴寒内盛，容易影响肺主气的功能。三伏天对定喘穴进行艾灸，可以预防冬季哮喘的发作。定喘穴又名喘息穴，属于经外奇穴，可用于治疗与肺相关的疾病，特别是对治疗哮喘有较好的效果。

膏肓穴。阳气不足导致的疾病，诸如支气管炎、支气管哮喘等慢性疾病，慢性疾病一方面会耗损体内的阳气，另一方面还会耗损气血，导致身体瘦弱，免疫力低下。对于这样的人来说，膏肓穴是一定不能放过的。膏肓穴不仅能扶阳固表，还能滋阴强身，调和气血，因此当久病不愈，身体呈现羸弱消瘦的症状时，可对膏肓穴施灸。

风门穴。到了冬天，风寒比较重，中医认为风邪为百病之长，这是因为风邪可以携带寒、温、热等各种邪气侵犯人体，损伤脏腑。风门穴具有助肺气宣发、疏散风邪的功效。三伏天灸风门可预防风寒犯肺，对于止咳上气、痰气不利、头痛不止、肩颈酸痛都有较好的效果。

心俞穴。阳气不足，阴寒比较重，会导致手脚冰凉，精神萎靡。不仅如此，还会使经络血脉闭塞不通，由此导致背部疼痛。心脑血管血脉不畅，甚至可诱发心脑血管疾病。心俞穴是膀胱位于背部的穴位，能够理气，可以缓解寒邪阻塞气血运行所致的心痛、胸闷等症。另外，还有助于舒畅心经，促进气血循环，从而预防心脑血管疾病的发生。

最后要说的是，三伏灸虽然有冬病夏治的功效，却不是所有的人都适合三伏灸。诸如孕妇、心脏病患者、阳虚火旺体质的人，以及皮肤严重过敏的人都不适合。除了有些不适合三伏灸来调理的身体外，也不是所有的疾病都适合三伏灸。

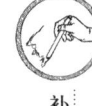

三伏灸只是对阳气不足、阴寒内盛的疾病有作用，对阴虚火旺导致的疾病不宜。此外，三伏灸的时间以中午最佳，当天不要吃生冷、辛辣的食物，灸后不洗冷水澡，注意保持心情舒畅，保持充足睡眠。

寒冬三九天，艾灸让整个冬天暖洋洋

到了冬天，自然界的阳气比较弱，阴寒比较盛。与自然界中阴阳的变化相适应，人体内的阳气呈现出不足的势态。阴寒犯肺，各种呼吸系统也会罹患疾病。

三伏灸已经起到了一定的补阳除寒的功效，所以身体对寒气已经具备了一定的抵抗能力。不过到了冬天寒气特别重的时候，内外的寒气遥相呼应，很可能会导致旧疾复发。为了防止此种情况发生，就需要及时再给身体添一把火，让体内的阳气充足，将寒邪彻底清除掉。

三九天时进行"三九灸"，能显著提高人体的免疫能力。对于三伏灸的疗效起到一定的巩固作用，能够通经活络、益阳除寒、益肺健脾、补肾强身，可助气血更加充实，无病能防，有病能治。

三九天是天气最冷的时候，因此，灸时要注意保暖，房间内的温度要适宜。三九天人们都喜欢用食疗来滋补强身，不过三九天灸时要注意清淡饮食，生冷、辛辣、煎炸等刺激性食物都不宜吃。

灸的过程中局部出现水泡是正常现象，如果水泡溃破不要用手去抓，要注意预防感染。可涂紫药水来消毒，如果水泡较大，应到医院进行处理。虽然三九天灸能助阳除寒，不过肺结核咯血、支气管扩张、心脏病等患者不宜做三九灸，孕妇、感冒者也不宜。

三九天，常艾灸以下几个穴位会让你的整个冬天都暖洋洋的。

肺俞穴。肺俞穴与肺脏相连，风寒邪气很容易从肺俞侵犯肺脏，客于肺经，影响到肺气的宣发和肃降。艾灸肺俞，可以宣通肺气，促进行气化血的作用。肺气得到了宣通，气血运行顺畅，身体会暖洋洋的，由寒邪客肺导致的各种问题也会迎刃而解。

大椎穴。平素容易患风寒感冒的人，三九天灸不可不灸大椎穴。大椎穴为手足三阳经的阳气及督脉的阳气汇合点，有助于鼓足阳气。风寒感冒是风吹受凉引起的感冒，平素容易患风寒感冒的人，是阳气不足，卫外不固，使风寒之气易侵入导致。对于这种情况，应从温补阳气入手，使风寒之邪不能侵入人体。

肾俞穴。肾俞穴是补肾的要穴。这个穴位不仅能补肾阴，还能补肾阳、益肾气。中医认为肾阳为一身阳气之本，如果肾阳不足，阴寒邪气必将在体内兴风作浪。护好肾阳，比较有效的一个方式就是在三九天艾灸肾俞穴。另外，冬天属水，肾也属水。到了冬天，水的阴寒之性会有所加重，因此三九天肾容易被外界的寒邪所伤，所以三九天灸肾俞穴也是防治肾病的重要举措。

足三里穴。足三里穴是胃经上的穴位，对足三里进行刺激可以调和脾胃。脾胃是生化气血的，脾胃好了，气血就足了，阳气自然就足了。

平素消化不好,经常胃胀、胃痛,尤其是在天气寒凉的时候不适症就有所加重的人,可在三九天灸足三里,能除寒护脾胃,增强体质。

第四章

中国灸疗风，"吹"走亚健康

世界卫生组织将机体无器质性病变，但是有一些功能改变的状态称为"第三状态"，我国称为"亚健康状态"。中医认为，亚健康的发病机制主要在于疲劳过度、情志内伤或复感外邪。致肝、脾、肾功能失调所致，可通过保健灸加以改善。

中医教你认识什么是亚健康

亚健康就是处于健康与疾病之间的状态，无器质性病变却有种种不适。WHO提出了一组临床症状，特征是体虚困乏、易疲劳、失眠、休息质量不高、注意力不易集中，甚至不能正常生活和工作，情绪不稳定、抵抗力差等，但在医院进行全面系统检查时往往找不到确定的病因所在。目前，美国疾病控制中心已正式命名为慢性疲劳综合征。

据世界卫生组织统计，大约有60%的人不同程度地处于亚健康状态。越是大城市、经济发达地区，亚健康状态的人越多。有专家预言，疲劳是21世纪人类健康的头号大敌。心理社会因素、不良个性因素、不良生活习惯及不良环境因素等，均与亚健康休戚相关。过度紧张、压力过大、反复挫折、过分疲劳、环境污染等等，都是形成亚健康的重要原因。

中医虽无"亚健康"一词，但对亚健康状态的临床表现则早有研究，并形成了较系统的认识，也取得了独特的疗效。下面就来谈谈中医对亚健康的认识和防治思路。

亚健康的发病多因七情内伤,加之疲倦、饮食、生活不节制等导致体内阴阳平衡失调,升降失常,气血津液、脏腑经络功能紊乱。出现心脾气血两亏、脾虚湿盛、肝郁气滞、气滞血瘀、肝肾阴亏等。如不加调整任其进一步发展,引起脏腑气血功能失调,将导致气滞、血瘀、痰湿、郁久化热,进而出现热、毒、瘀、虚等一系列病理变化。

中医学认为喜、怒、忧、思、悲、恐、惊七情过极或持久作用,致使脏腑气血功能失常,称为七情内伤。《黄帝内经》指出:"心者,五脏六腑之主也,故悲哀忧愁则心动……心动则五脏六腑皆摇。"说明心神是人体的主宰,强调情志因素会影响机体的生理功能。《灵枢·百病始生》曰:"喜怒不节则伤脏"。伤及所应之脏具体又有:"怒伤肝、喜伤心、思伤脾、悲伤肺、恐伤肾",临床尤以心、肝、脾三脏的失调较为多见。如思虑劳神过度,常损心脾,导致心脾气血两虚,出现神志异常和脾失健运症。郁怒伤肝,怒则气上,血随气逆,可出现肝郁气滞、气滞血瘀等症。

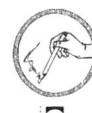

情志活动分属五脏,虽为心神所统摄,但离不开肝气之疏泄。因为七情内伤发病的基本病机为气机郁滞,而气机郁滞的形成多为肝气疏泄不及,失于条达所致。因此,情志活动与肝气关系很密切。肝气性喜条达而主疏泄,林佩琴《类证治裁》谓:"凡上升之气,皆从肝出。"丹溪《格致余论》曰:"主闭藏者肾也,司疏泄者肝也。"肝失条达易肝气郁结。何梦瑶《医碥》言:"诸郁源于肝。"说明肝气易于郁结的病理特点。情志内伤所致肝脏病症为肝气症,或为肝气疏泄太过,或为肝气疏泄不及。临床表现有抑郁、烦躁等情绪改变,有肝经经过部位之不适症状,如胁肋胀满或疼痛、小腹胀痛、乳胀不适、善太息等。

饮食有节、起居有常、情志调畅及劳逸适度,是预防亚健康发生的根本方法。亚健康的提出承袭了中医"治未病"的基本思想,中医强调未雨绸缪，如《素问·上古天真论》指出："虚邪贼风，避之有时；恬淡虚无，真气从之；精神内宁，病安从来？"认为健康的生活、行为、工作方式是预防"亚健康"和疾病的根本方法。概括之即饮食有节、起居有常、情志调畅及劳逸适度。

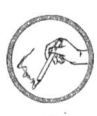 阳虚也是亚健康的重要病因

什么是亚健康？即西医经过详细的检查，一是没有发现问题，二是各项检测指标都在正常范围之内，最后的结论是没有病。可这些人自觉难受得不得了，经中医火神派扶阳以及阴阳辨识方法，发现这群人就是典型的阳虚证，比如怕冷、手脚凉、情绪低落、肠胃不好、睡眠不佳、疲乏无力、精气神不足等，这一切都是由于阳虚体温低所造成的亚健康。

人们把健康与疾病之间的过渡阶段，称之为亚健康。又称之为疾病的前期阶段与表现。亚健康是经理化检查没有发现什么问题，但中医学认为，人体自觉感受比什么都重要。这些感受是人体早期不适所发出的自救信息，这些感觉是人体功能与阳气活力在运行方面，达不到与人体活动相一致的密切配合，所产生的错位感觉。提示我们要积极去面对或调解这些问题，而不是像西医所说的不用理它，自然就会好。不去理它，不仅不会好，久而久之，必然会给身体带来更多的问题与疾病。因中医学诊治的方法，就是重视病人的自我症状，望闻问切就是通过自觉异常的特点，来判断出由于阳虚导致的五脏六腑哪里有什么问题。

人体处于亚健康状态时，就如同一台电脑，当电压较低时电脑是无法正常工作的。这时候你停掉电源，去一个一个部件地检测之时，并没有发现什么部件有问题。可是一开机工作时，就无法正常运行，人体

处于亚健康之时就是这种状态。据21世纪中国亚健康市场学术成果研讨会所提供的有关统计资料显示，我国约有70％的成年人呈亚健康状态，说明有很多人都处于亚健康状态。因此，应该关注亚健康状态、防范并调治亚健康，积极扶助人体之阳气，防止因阳气进一步损伤导致疾病的发生。近年来火神派扶阳学术思想与养生观念，受到众多人的青睐与研究，都是基于阳虚与扶阳的缘故。

为什么说阳气虚与亚健康密切相关？中医学认为，阳气如同天空中的太阳一样，万物生长靠太阳，人是天地造化出的万物之灵，当然也离不开太阳的照射与温暖。明代医家张景岳有一句话说得好："天之大宝，只此一丸红日；人之大宝，只此一息真阳。"意思是说，天空最重要的就是太阳，人体内最重要的就是真元阳气。由于亚健康状态如同人体之太阳被云雾所遮盖，阳气不足，体温降低，体内近70％的水分在代谢过程中运行缓慢，很容易停留在人体某处而影响到人体阳气的通行，水湿无法及时蒸腾汽化，湿浊聚积或是停留在血管运行的道路之中，导致这些血管内的垃圾增多。这些有形之物增多，就是由于阳气虚弱导致的结果。这些在人体内停留的垃圾，在没有导致发病之时，已经影响到人体气血经脉的运行。因此会出现各种各样的不适症状与表现，但这些表现与自我感觉，是无法用现代仪器测量出来的。

亚健康状态，有一种情况是比较突出的表现。那就是现代医学所说的精神抑郁症，中医学称之为肝郁症。这种情况以情绪低落为主，心情抑郁，身体内就像是下雨的天气，雾霾笼罩在心中，经常出现极端的念头。并且魂不守舍、眼前鬼魅丛生。中医学认为，人体是阴阳合二为一体，如同一杯沸腾的热水在运动不息。现在人体温度低了，占人体近70％的水盛状态，阳气不足，元神离位，阴寒气盛，元阳虚衰才是造成病的根本。正如火神派创始人郑钦安在《医法圆通》中所说："鬼者阴之灵，神者阳之灵。"但凡鬼魅丛生者，皆是因为阳虚阴盛所致，阳虚则寒，肝阳处于一种无法升腾之状态。抑郁不升，气机不畅，从而出现种种症状与表现。

亚健康状态处于疾病发生前期，有多种多样的表现与症状。但都是以功能性失调为主，极少有器质性损害。因此，当你有以下所有症状中的11个以上的表现时，说明你已经是阳虚亚健康了。

这些症状分别是：神疲乏力；困倦；精神不振、少气懒言；闷闷不乐；急躁易怒；头昏或眩晕；头痛；胸闷不舒；心慌心悸；失眠；多梦；注意力不集中；记忆力减退；关节肌肉疼痛；腰腿酸软；气短；盗汗或多汗；易受到惊吓；反应减慢；工作效率低；头发早白；牙齿松动；手足发冷；手足心热；手足麻木；口干咽痛；脘腹痞满；食欲不振；面色萎黄或白；担心自己的健康；性欲减退；月经先后不定；经量时多时少；易感冒；大便稀溏；大便秘结；小便增多或清长。

失眠困扰，艾灸扶阳促进睡眠

人的一生有三分之一的时间是在睡眠中度过的。拥有一个良好的睡眠，不仅可以消除疲劳，清醒大脑，增强人体免疫力，促进身体发育，还能使皮肤有光泽，眼睛有神，面容滋润。最重要的是，睡眠是机体进行自我修复以缓解衰老的最佳方法。可以这么说，睡眠是上天送给我们的"长生不老药"，是人体自我修复阳气的一个重要途径。

现代社会人们的工作压力越来越大，生活节奏也越来越快。不少人都患有失眠的症状，轻者休息不好，影响第二天的工作。严重的还会导致精神异常，引发其他疾病。艾灸治疗失眠，不仅可以较好地改善睡眠，还可以放松身心，让人们得到充分的休息。

李教授是一位失眠者，身为大学教授的他，由于科研和教学任务繁重，最近情绪压抑，整夜不眠，这令他痛苦万分。有时候甚至需要服用安眠药来催眠。为了解决这个困扰，他看了不少医生，试了不少方法，但效果都不理想。后来找到我，问我中医有没有良方。为了打消他的顾虑，消除他沉重的心理负担，我半开玩笑地说：对于失眠，在我眼里它就是"小菜一碟"。李教授微笑地看着我，既怀疑又充满着希望。

其实，李教授之所以失眠，原因是多方面的。我们中医讲，心主神志，也就是说睡眠的问题主要归心管，人一旦气血不足，心失所养，神志就会紊乱，失眠也就来了。另外，如果长时间情绪低落、郁郁寡欢，导致肝郁气滞，气机不畅，拥堵在里面，就会扰乱心神。中医还有一个说法是"胃不和则卧不安"，人的胃肠失调也会导致气机失畅，内扰心神。李教授由于劳累过度，饮食不定，思虑太多，长期抑郁导致心和肾等脏腑阴阳失调引起失眠。

心肾阴阳失调该怎么办呢？中医的办法是交通心肾，引火归源。艾灸涌泉穴、肾俞穴就是交通心肾、引火归源的有效方法之一。

首先，涌泉穴位于足心，是肾经的首穴。《黄帝内经》说："肾出于涌泉，涌泉者足心也。"涌泉位于人体最低端，如同地上的一股清泉，携带着生命之水喷涌而出。肾经之气从这里出发，通过经络，滋养全身。中医认为，灸涌泉穴可以调动肾经之气，通过经络灌溉周身。同时还可以上济心火，引心阳入肾，达到平衡阴阳的目的。

其次，肾俞穴是肾脏的背俞穴。肾脏是人体的先天之本，在中医学中背俞穴是治疗相关脏腑疾病的要穴。艾灸肾俞穴自然就可治疗和肾脏有关的疾病了。艾灸肾俞穴可以滋阴精、壮阳气、补肾之精气，使肾阳充足，对肾脏阴阳失调有很好的调理作用。

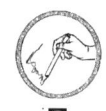

因此，涌泉、肾俞两穴是治疗失眠的要穴。李教授听了这番话后，更加信任艾灸，迫不及待地想试试。

于是，我告诉他如何艾灸的方法，并亲手示范。具体来说就是晚上临睡前，先用温水泡脚10分钟左右，擦干后可俯卧于床上，露出后背和双脚。再由家人帮忙点燃艾条，对准穴位施温和灸，以局部感觉温热、舒适为宜。还嘱咐他每个穴位灸15分钟，每晚1次，10次为1个疗程。李教授经我亲手调理一次后，就回家调养了。

可没想到，过了两天李教授打电话过来，一脸惊慌的样子，说他艾灸的时候出现了全身出汗，灸完后身上起小疙瘩，大便时有恶臭，频繁上厕所等问题。他不敢再灸下去了。问我这是怎么回事，还要不要继续艾灸，我一时感到很惭愧，这些我应该早点告诉他的。于是我急忙向李教授解释，告诉他这些都是艾灸后正常的返病和排病气的现象，完全没必要恐慌。李教授再三询问后，终于放下心来，继续进行艾灸调理。

说到灸后反应，这里有必要说明的一点是，不同人的反应是不一样的。比如，李教授身上的这些反应不一定在另一个人的身上出现，有的人可能只出现其中一种，有的人可能出现多种反应。还有在治疗睡眠时，艾灸涌泉、肾俞穴的有效率在70%左右。因为失眠有很多不同的症形，如果单灸涌泉和肾俞效果不是很明显的话，还可以配合取百会、大椎、神门、安眠、内关穴进行施灸。百会因为有头发，施灸时建议用隔姜灸，灸大椎穴的话，可以先放血后拔罐，然后艾灸。失眠如果病情复杂，还是由医师来做调理较为妥当。

大概过了一个多星期，李教授又打来了电话，这一次，是病愈的好消息。他说经过一周的调理，晚上睡觉越来越香了。尤其是在灸涌泉穴的时候，灸着灸着睡意就出现了，往往是在家人灸完后，自己已经睡着了。能听到这样的消息，真是莫大的欣慰。

如果你也有失眠的烦恼，不妨按照我介绍的方法来艾灸，坚持几个疗程就会有意想不到的效果哦！当然了，在艾灸调理的同时，我还要嘱咐大家，在日常生活中，一定要有规律地起居，自我调节好情绪，做到"心静自然凉"，这样，失眠就会与你渐行渐远。

畏寒怕冷，不妨用艾灸暖暖身

你是否看到过这样的人——他或她，比一般人要怕冷。即使在三伏天，也穿着毛衣、棉衣，甚至凉鞋里面还要穿棉袜子。

其实，有这些表现的人，也是极度怕冷的人。一般都是典型的阳虚体质，而平时表现出手脚冰凉症状的人，也正在向阳虚体质靠近。如果你一碰凉水就拉肚子，一吹空调就腹痛如绞，冬天时穿再厚的鞋也会觉得脚尖冰凉……那么，你的阳气已经需要"急救"了。

中医认为，"阳虚则外寒"，人体阳气衰微，气血不足，卫阳不固，不能温煦肌肉以抵抗外来寒邪的侵袭，所以会怕冷。究其原因，一部分人是先天体质决定的。清代医家在《医理辑要》一书中指出："要知易风为病者，表气素虚；易寒为病者，阳气素弱；易热为病者，阴气素衰……。"说明人的阳气一旦虚弱，就容易出现畏寒怕冷或感受寒邪。

此外，也有一部分人是因为大病久病。如长期月经过多，或宫外孕失血，或胃肠疾病脾胃虚弱，气血生化不足所致。因为中医认为，气血是相辅相成的，气为血之帅，血为气之母，失血必导致气的虚弱，而气属阳。因此，气虚也会出现畏寒怕冷，面色苍白，气短乏力，懒于说话的症状。

畏寒怕冷，无论是先天还是后天都源于阳虚，应该及时调理。曾有一个典型的阳虚证病人来找我看病。她在一家国有企业上班，每年都参加体检，各项指标也都正常，就是怕冷，甚至到夏天也要穿毛衣。

她一到冬天就手脚冰凉，在被窝里捂一个晚上都捂不过来。开春了，别人都穿得很薄，她要戴围巾、穿棉服，一脱就感冒。夏天得穿长裙、长袖衣服，那种短袖子、吊带裙什么的想都不敢想。见了凉的东西就更严重，吹空调就难受，喝点儿凉水就跑厕所。她说夏天的时候，她连超市都不敢去。为什么？超市开冷气，她刚进去5分钟，肚子就开始闹腾。

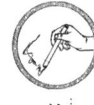

补气养阳就是养命

这种情况，中医就叫"恶风寒"。就是说在同等环境下，别人都觉得很好，但是她承受不了。感觉到寒气和风往骨头缝儿里钻，背也发凉。平时也是手脚冰凉，尿频。晚上睡觉总是蜷缩着，冷得不行。她自己也很痛苦，别人看她也觉得很奇怪。而且她已经出现越来越严重的失眠状况，做一点儿事就容易疲劳，这叫"一过性阳虚"。一过性阳虚是指不太严重的阳虚，除了怕冷，易觉疲劳，有时候还会腰膝酸软，视物不清，轻度耳鸣，可以自己好转。

像这种怕冷的情况，严重到一定程度，督灸治疗的效果尤其好。那么如何来督灸呢？灸道堂药物长蛇灸就是一个很好的选择。可能很多人不了解什么是长蛇灸，下面，我就来给大家介绍一下：

长蛇灸，又称铺灸、蒜泥铺灸，是我国针灸工作者从传统和民间的方法中，挖掘和总结出来的一种灸疗方法。取穴多用大椎至腰俞间督脉段，可灸全段或分段。是目前灸疗中施灸范围最大、一次灸疗时间最长的灸法。灸道堂中医研究院经研究和临床观察发现，长蛇灸在一定程度上具有调节机体免疫功能的作用，对于四肢不温、体虚、虚寒性疾病有较好的作用，具体操作方法如下：

施灸材料

鲜生姜、督灸粉（附子、肉桂、冰片），或者其他针对不同症状辨证配药的铺灸粉，装瓶备用。

操作步骤

一、制取姜泥

取新鲜洗净晾干的生姜打成姜泥（干姜粉兑水也行）。

二、施灸步骤

1. 患者俯卧，露出脊背，先给以背部经脉推运三遍（或点刺大椎、定喘、风门、肺俞、心俞、膈俞、脾俞、肾俞等穴）；手蘸姜汁在背部擦一遍，以防患者突遇凉的姜泥感到身上不舒服（也可使用灸道堂蕲艾精油推揉背部）。

2. 在背上从大椎穴开始沿脊柱一直到长强穴，撒上一层督灸粉或辨证施灸的中药粉。

3. 在背上铺一层宽10厘米的药用棉，如方便，建议使用艾条专用桑皮纸，从大椎至长强穴沿脊柱铺开。

4. 铺姜泥：沿脊柱铺姜泥（或姜粉），从大椎一直铺到腰骶部，宽6～8厘米，高1.5～2厘米，两端用卷成条的卫生纸围起来，以防姜汁溢出。

5. 放艾绒：把艾绒捏成三角形放到姜上，底宽3～3.5厘米，尖高3～3.5厘米，从头端到尾依次点燃，待燃尽无烟时稍停5～10分钟，再在原艾灰的上面放第二遍，如此共灸3遍。

6. 盖毛巾被保温20～30分钟。第三遍燃尽后，把余火压灭，用旧报纸折叠成宽12～15厘米的长条覆盖在姜灰上，报纸上再用塑料薄膜盖上（防止污染毛巾被），而后盖上毛巾被，保温20～30分钟。此程序非常重要，是取效之关键。

7. 依次揭掉覆盖物，把姜泥取下装入塑料袋中，让患者带回家煎水泡脚。

8. 全部结束后，让患者喝一杯热水。

9. 灸后医嘱：勿受凉，远离空调、电风扇，勿进食冷饮。

长蛇灸疗法是在背部进行经络推运，能疏通督脉和膀胱经，并在背部正中撒督灸粉以加强温阳效果。生姜味辛性温，发表散寒，温肺止咳，肺喜温而恶寒，加上艾之辛香，通十二经，善入脏腑，能消阴翳，温通能力很强，艾姜配合相辅相成，温通能力更强。对各种类型的虚寒性疾病有很好的疗效，能防能治，让你畏寒怕冷的身体从此温暖如春。

疲劳困乏，都是阳气不足惹的祸

疲劳困乏是现代人很常见的一种生存状态。在我们的周围，随便看一眼，你会发现垂头丧气的儿童、萎靡不振的青年、疲惫已极的中年、落落寡合的老年……大量人群在疲劳困乏着。很多人见惯不怪，以为这是正常的。

其实不然，疲劳发生的时候，如同一种会流淌的灰暗，在皮肤表面蔓延，使人整个地困顿和蜷缩起来。如果不加克服和调整，黏滞的不适，便如寒露一般，侵袭到身体的底层。会使人没有热情，心灰意懒，他们麻木困惑，感觉每天的太阳都是旧的。阳光已不再播撒温暖，只是射出逼人的光线。他们得过且过地敷衍着工作，因为已没有了创造性思维的动力。

一个人疲劳了，他是会影响到周边人的。当我们的周围生活着一个疲劳的人，就像有一个饿着肚子的人，无声地要求我们把自己精神的谷粒，拨一些到他的空碗中。不过，如果我们这样做了之后，会发觉不但没有使他振作起来，自身也莫名其妙地被削弱了。

人为什么会疲劳呢？大多数人肯定会说，这么简单的问题还需要问。疲劳肯定是过度劳累导致的，其实这只是简单的概述而已。宋·陈言《三因极一病证方论·三因论》将"疲极筋力"归为"不内外因"，宋·施发《察病指南·辩三因》亦将"房室劳逸"归为"不内外因"，而金·河间刘完素《伤寒直格论方·内外八邪》中"外有风寒暑湿，内有饥饱劳逸"，将劳累归为内邪；李果亦将饮食劳倦归为内伤；张从正《儒门事亲》将"劳损"归为"不因气动而病生于内者"。由此可见，中医自古以来都认为疲劳不是外邪作用于机体导致的，而是由于机体内部的原因产生的。

内因又是什么呢？中医认为，过劳则伤气，这里的气也就是我们常说的阳气。《素问·举痛论》曰："劳则气耗，劳则喘息汗出，外内皆越，故气耗完。"又有元·朱震亨《脉因证治虚劳》曰："喜怒不节，起居不时，有所劳伤，皆伤其气。"明·张舟宾《类经·虚损当辨阴阳论》曰："凡劳伤之辨，劳者劳其神气，伤者伤其形体。如喜怒思虑则伤心，忧思悲哀则伤肺，是皆劳其神气也。饮食失度则伤脾，起居不慎则伤肝，色欲纵肆则伤肾，是皆待其形体也。"可见，劳累过度则伤气，久则气少力衰，神瘦形瘦，人就显得没有精神。

当疲劳困乏的时候，我们该怎么办呢？先来看看大自然是如何应对疲倦的吧。春天的花开得疲倦的时候，它们就悄然地撤离枝头，放弃了美丽，留下了小小的果实；当风疲倦的时候，它就停止了荡涤，让大地恢复平静；当海浪疲倦的时候，海面就丝绸般地安宁了；当天空疲倦的时候，它就用月亮替换太阳……人疲劳了，自然就要停下来。如果停不下来，只好进行调理了。

由此可知，亚健康的疲劳状态，是由于过度劳累损耗阳气造成的，所以在调理的时候，补充阳气是关键。如何补阳呢？中医基本理论认为，运用艾灸疗法对强壮、保健类穴位进行熏灼，可以起到调治亚健康

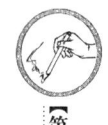

疲劳的状态。因为《医心方》曾指出：在机体无病或疾病发生之前，预先应用艾灸方法，可以激发经气，提升阳气，增强机体的抗病与应变能力，促进健康。具体施灸方法如下：

穴位选择：神阙、关元、足三里（双）、脾俞（双）、肾俞（双）八个穴位。

操作方法：施灸时先仰卧位后俯卧位，仰卧位暴露腹部神阙穴、关元穴和下肢双侧足三里穴。俯卧位暴露腰背部双侧脾俞穴、肾俞穴。选上等艾条，点燃后，将艾条置于艾灸器中，放置所灸穴位上，每穴灸30分钟。以感温热舒适、皮肤潮红为度。隔日灸，共灸10次。

本法所选神阙、关元穴有温补元阳、理气和血、健运脾胃的作用。在此穴施灸可强壮身体、缓解疲劳、预防疾病。足阳明胃经合穴足三里可以健脾和胃、补益气血、濡养四肢肌肉，长灸能鼓舞人体正气，增强肌力；脾俞、肾俞为脾肾两经之气转输之处。两穴配伍健脾滋阴、补益先后天之气、填精益髓，灸之可缓解脑力和体力引起的疲劳状态。以上穴位配合运用，能够很好地缓解四肢劳倦、神疲乏力的症状，有效地调治亚健康的疲劳状态。

艾灸强壮保健组穴，可以调理脏腑阴阳，补益气血，填精益髓。能预防疾病，强身健体，进而有效地缓解亚健康的疲劳状态。这种方法安全、简便、经济、无副作用，不失为今后调治亚健康疲劳状态的一种新方案。值得在临床上推广运用，以改善全民的健康水平，提高人体的健康素质，造福社会，造福人类。

夜尿多，艾灸养阳固摄水液

白天一喝水就尿频尿急，晚上刚躺下就有尿意，每天夜里被尿憋醒好几次。我的一个老朋友打来电话，说他每天晚上要起夜五六次，就算喝水很少，也不能完全避免。况且，也不能老是不喝水，毕竟水分不足是有碍健康的。他问我有没有办法可以解决，平时应该注意些什么。

其实，像我朋友这样夜尿多的现象很普遍。中医认为，夜尿频繁一般是肾对水液的固摄功能出了问题。我们知道，肾"开窍于前后二阴、主水、主藏"，它控制着大小便，有管理人体水液分布、储藏、排泄的功能。夜尿多很可能是肾虚的表现，肾气不足、气虚、阳虚不能固摄水液，就容易造成频繁起夜。

此外，尿频、夜尿多也与脾虚有关。因为脾脏受损，则脾主肌肉的功能下降，膀胱附近的盆底肌肉就会松弛。肾脏受损，则肾气不固，膀胱的功能就会弱化。脾肾的功能都弱了，尿频就"不请自来"了。

要避免伤害脾，我们平常就不要有太多心事，不要总吃肥甘厚味的食品。要避免伤害肾脏，就不要熬夜加班、纵欲过度。如果你一不小心夜尿频繁了，该怎么办呢？用艾灸来补充肾阳脾阳是不错的选择。艾灸治疗夜尿多是以脾肾双补、温阳固涩为治疗原则。一般我们取关元、气海、神阙穴。

具体做法：

施灸时取舒适体位，仰卧于治疗床上，充分暴露穴位处。施术者右手如持笔写字状，使艾条与局部皮肤成45°角，将艾条点燃端对准穴位处，点燃端的艾头与皮肤的距离约1寸左右，以局部温热、泛红，但不致烫伤皮肤为度。施温和灸，顺序是关元、气海、神阙，由下向上，每穴依次15分钟。每日一次，15次一个疗程。注意神阙穴施灸结束后，一定要用手掌心按捂10余分钟，防止受凉。

关元、气海、神阙均是人体要穴。关元穴在下腹部，在前正中线上，脐下3寸（4手指并拢时的宽度为3寸）。关元穴是人体足太阴脾经、足少阴肾经在任脉上的交会点，具有培补元气、导赤通淋等功能，治尿频的效果很好。

气海位于脐下1.5寸，属任脉。凡虚脱、形体羸瘦、疲惫乏力等气虚病证均可治疗。

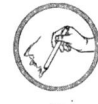

神阙位于脐窝正中，又名脐中，属任脉。经常艾灸这3个穴位，不但可有效地防治中老年夜尿频多，对腹痛肠鸣、水肿、泄痢脱肛、中风脱证等，亦有独特疗效。同时可使人精神饱满、体力充沛、面色红润、耳聪目明、轻身延年。

夜尿多除了艾灸外，平日饮食上可多吃核桃和山药，这两种食材均有补肾和固摄的效果。另外，还可配合按摩头顶百会穴、足心涌泉穴、下腹部关元穴和气海穴这4个补肾要穴，每日1～2次，每次5～10分钟，长期坚持，大有裨益。此外，还应加强体育锻炼。

腰酸腰痛，艾灸是肾阳虚的妙方

腰酸腰痛是现代人经常犯的毛病，据一项对中老年人健康状况的调查结果显示，有62%的人经常腰酸腰痛，人数仅次于患失眠者，且年轻人越来越多。由此可见腰酸腰痛的普遍性。

其实，每个人都会有腰酸的时候。不过腰酸或轻或重，有的只是像发痒一样，一会儿就好了。但有的腰酸则是疾病的体现，尤其是中老年人由于工作、生活的关系，长年累月地负重，腰肌因日积月累受到损伤而引起劳损。从而产生腰酸，其特点是越活动症状越重，只要稍作休息症状就能得到缓解。很多人忙碌了一辈子，临到老年却是一身的疾病，其中腰酸人群就占有很大的比例。

那么，腰酸是怎么一回事呢？腰酸其实就是腰部酸楚不适，病后及劳累后腰部酸软不能支持，临床以肾虚较为常见。《张氏医通·诸痛门》："腰酸悉属房劳肾虚，惟有峻补。"可见，腰酸大都是由肾虚导致的。

接下来，我们再来说说腰痛。腰痛是指腰部一侧或双侧疼痛连脊椎的一种症状。男女均有发生，以女性居多。至于腰痛的原因，《备急千金要方》卷五十九《腰痛第七》曰："凡腰痛有五：一曰少阴，少阴肾也。十月万物阳气皆衰，是以腰痛。二曰风痹，风寒着腰，是以腰痛。三曰肾虚，役用伤肾，是以腰痛。四曰暨腰，坠堕伤腰，是以腰痛。五曰取寒眠地，为地气所伤，是以腰痛。痛下止，引牵腰脊，皆痛。"可见，腰痛与肾虚、阳气衰弱有关。

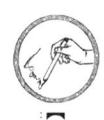

为什么腰痛与肾脏有关呢？祖国医学认为，腰为肾之府。肾主骨、生髓，肾精亏损，则腰脊失养，致酸软无力，其痛绵绵，遇劳更甚，逸则减轻，喜按揉拒暴力，是慢性腰痛中的又一病症。多为先天禀赋不足，后天又劳累太过或久病体虚，或年老体衰，或房室不节制，导致肾精亏损，无以滋养腰脊而发生疼痛。

黄女士是某大公司开发部的经理，按时髦的说法，属于事业有成的"白领一族"。可不知何故，她近年来老是腰酸腰痛，有时痛得彻夜难眠，痛苦不堪。赵先生是一家公司的市场销售总监，上班时需要处理很多棘手的工作，责任重大，久而久之他出现了腰酸腰痛和失眠。为此，他开始锻炼身体，以为过一段时间就会没事了。然而，不适的情况却越来越严重，胸口也开始疼痛，觉得背上像压了一座大山一样。可到医院一检查，各种化验结果又都挺正常。

其实，像黄女士、赵先生这样"哑巴吃黄连——有苦说不出"的人越来越多。之所以检查不出问题，是因为腰酸腰痛很多时候并不是一种疾病征兆，而是过劳伤肾、肾气不足、阳气虚衰导致的。

虽然腰酸背痛看起来好像不是什么病，但它会使人精力不能集中、烦躁不安，从而影响工作，有时还会导致人不由自主地发脾气、情绪焦虑、抑郁。患者一旦与腰酸背痛结缘，便会感到颈背部及腰骶部或下肢疼痛、酸胀、麻木甚至无力，休息后症状略有缓解。但稍微劳累或休息不好以及天阴、天冷时即感加重，甚至难以忍受，十分痛苦。

如何来治疗这种症状呢？中医灸疗是很不错的选择。因为艾灸有补肾阳的作用，能补充肾气，肾气足了，才能充盈肾腑。具体我们可以选择命门、肾俞，然后选取痛点施灸。

腰部施灸时，选穴是比较关键的一步。一般每次选3~5个穴点，首选穴是命门、肾俞，然后选取痛点。命门穴是人体督脉上的要穴，位于后背两肾之间，第二腰椎棘突下，与肚脐相对的区域；肾俞穴位于第二腰椎棘突下旁开1.5寸，即命门穴两侧旁开各1.5寸处。这三处穴位均有强腰健肾之功，是治疗腰痛的要穴。

选好穴点后，将艾条的一端点燃，对准腧穴或患处，约距离皮肤2~3cm处进行熏烤，使局部有温热感而无灼痛为宜。一般每次10~15分钟，至皮肤红晕为度（温和灸）；或将艾条点燃的一端与施灸部位的皮肤虽保持一定的距离，但不固定，而是向左右方向移动或反复旋转地施灸（回旋灸）；或艾条点燃的一端与施灸部位的皮肤并不固定在一定距离，而是像鸟雀啄食一样一上一下地施灸（雀啄灸）。

腰酸腰痛除了艾灸调理外，保养也很重要。首先要端正坐姿，避免久坐久站、长时间地重复做相同动作。注意保暖，尽量避免或减少肌肉受损疲劳。科学的适当运动很重要，如扩胸运动，伸展头颈并伸直双脚向后跷、伸懒腰、游泳等。运动要讲究科学，平时可多做按摩，放松紧张的肌肉，必要时要到医院治疗。

免疫力低下，艾灸养阳增强体质

现在人们对生活都抱着非常随便的状态，工作之余，别的时间都非常的散漫。最主要的就是经常熬夜，这样时间长了，不仅精力跟不上，还会使免疫力越来越低。很多人免疫力下降的过程是没有感觉的，当积累到一定程度的时候，疾病就悄悄地来了。可以说，免疫力的强弱直接关系到人体的健康。

免疫力真的如此重要吗？是的，它是人体自身的防御机制，是人体识别和消灭外来侵入的任何异物（病毒、细菌等），处理衰老、损伤、死亡、变性的自身细胞，以及识别和处理体内突变细胞和病毒感染细胞的能力。现代免疫学认为，免疫力是人体识别和排除"异己"的生理反应，人体内执行这一功能的是免疫系统。

免疫力低下易于被感染或患癌症。免疫力超常也会产生对身体有害的结果，如引发过敏反应、自身免疫疾病等。各种原因使免疫系统不能正常发挥保护作用，在此情况下，极易招致细菌、病毒、真菌等感染，而免疫力低下最直接的表现就是容易生病。

因经常患病加大了机体的消耗，所以一般有体质虚弱、营养不良、精神萎靡、疲乏无力、食欲降低、睡眠障碍等表现，生病、打针吃药便成了家常便饭。每次生病都要很长时间才能恢复，而且常常反复发作。长此以往，会导致身体和智力发育不良，还易诱发重大疾病。

深层原因是免疫力低下或免疫力不健全。当人体免疫功能失调，或者免疫系统不健全时，下列问题就会反复发作：感冒、扁桃体炎、哮喘、支气管炎、肺炎、腹泻……这些病久治不愈。西医认为是自身免疫力低下，要求加强营养和补充微量元素或免疫蛋白。其实，如果从中医的角度来说就是自身阳气不足，生长机能低下，无力自身生长和康复。此时只有适时调理人体阳气，疾病才能康复。

阳气也就是正气，有利于机体的生长和疾病的康复。人体发热，体温升高，是属于病理之火，多是由感染、外感六淫、内伤七情等引发，是为邪火。凡不利于人体生长和病体康复的病因为邪气。

提高免疫力，也就是提升阳气，方法很多。我们可以取关元、中脘、足三里和神阙等穴位进行温和灸，可以起到强身健体、固本扶阳、提高免疫力的作用。

中脘穴位于上腹部，前正中线上，在肚挤正上方4寸（6横指宽）处，取穴时，采用仰卧式，取胸骨下端和肚脐连线的中点即为中脘穴。艾灸此穴具有和胃健脾的作用。

神阙穴位于肚脐的正中。艾灸此穴具有温经祛寒、平和阴阳、调理气血的作用。

关元穴位于肚脐下方3寸（4横指宽）处。艾灸此穴有培元固本、补益下焦、扶阳固阳的作用。这三个穴位位于人体前正中线上，灸这三个穴位时可以直接绑缚随身灸，可以绑3个随身灸一起施灸，也可以用一个随身灸反复从上往下灸。

足三里穴在外膝眼下3寸（约4横指宽）处，胫骨前肌上，左右各有一穴，取穴时，可将同侧手掌心正对膝盖骨中心，五指微张自然下扶，无名指尖所触的凹陷处就是足三里。艾灸此穴能驱除下肢的寒气，调理脾胃。灸此穴可以用单联的随身灸，左右腿各一，也可同时用2个单联的随身灸同时施灸。这几个穴位可以每日灸1~2次，每次10~15分钟即可。

在以艾灸提高免疫力的同时，还应注意日常生活的调理。比如，良好的睡眠可使体内的两种淋巴细胞数量明显上升。睡眠时人体会产生一种叫胞壁酸的睡眠因子，此因子促使白血球增多，巨噬细胞活跃，肝脏解毒功能增强，从而将侵入的细菌和病毒消灭。每天运动半小时，每周5天，持续12周后，免疫细胞数目会增加，抵抗力也会相对增强。每天适当补充维生素和矿物质，是身体抵抗外来侵害的有利武器。

第五章

艾暖体寒女人，阳佑女人健康

艾灸是驱散疲劳、恢复元气、平衡阴阳的最有效的手段。女性体质属阴，相对来讲，容易阳气不足，阳气有推动、温煦的作用。阳气不足，身体局部偏寒。宫寒就会得妇科病。血寒还容易痛经、血瘀长斑。有很多女人脸上不光滑洁净，除了内分泌失调外，还和阳气不足有关。所以，女人大多需要艾灸。

女人，不要再将"补肾阳"羞于口

说起补肾，很多人认为是男人的专利，不少女性朋友甚至都没听过女人也有肾虚之说。其实，很多女性朋友在此问题上都存在错误的认识。女性和男人一样要补肾，尤其是肾阳。

我们知道，女人先天以肝为本，肝藏血。女人虽然每次来月经时会失血，但并不会因此而影响健康，这是女人先天的生理特性所决定的。一般说起女人的进补，都会主张养血、柔肝，其实我认为女人更应该补肾。

女人补肾，自古有之。中医有"肝无补法"和"乙癸同源"（乙癸在干支学说里面指的就是肝肾）的说法，讲的就是女人补肾的问题。

《黄帝内经素问·五运行大论》中记载："北方生寒，寒生水，水生咸，咸生肾，肾生骨髓，髓生肝。"形象地说明了肝肾两脏之间相互联系、影响的密切关系。肝藏血，肾藏精，精血同生。所以肝阴和肾阴相互滋养，肝肾相生。明代中医大家李中梓在《医宗必读》中也提道："东方之木，无虚不可补，补肾即所以补肝；北方之水，无实不可泻，泻肝即所以泻肾。"在中成药里有一味龙胆泻肝丸，用来泻肝火的，可是这味药不能长期服用。根据乙癸同源的道理，大家就明白了，长久服用泻肝的药，也会泻肾气，严重的还可能会导致肾衰。现在人们肝火旺的比较多，所以，尽可能多补肾水少泻肝火。同样能达到泻肝火的目的，又不会损伤正气。

俗话说女人是水做的。肾也属水，那么按照中医的理论，人体的一切体液都与肾有关系。我们在形容一个女人漂亮时，会用水灵灵或柔情似水来形容，试想一个形体干涩、皮肤粗糙、脾气暴躁的女人，会有谁喜欢呢？皮肤干涩、毛发粗糙就是典型的肾水亏虚、肝血失养的外在表现。对于爱美的女性来说，实在是心腹大患。面色润泽、肌肤柔嫩、没有皱纹是每个女人毕生追求的梦想，肝为刚脏无补法，真正的养肝之法是补肾。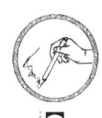

女人补肾的具体方法是怎样的呢？从中医的角度来看，并不复杂。首先，要保证充足的睡眠，就是注重子时睡觉的重要性。夜里的11点～1点是胆经运行的时间，但此时正是天地之间能量交换生子水的时候。这个子水，翻译成现在的语言，我们可以勉强称其为能量，对人体的健康非常有益。女性朋友长期熬夜导致子水丢失，长期在子时不睡的话，人就不能得到天地赋予我们的能量，气血不能鼓荡充盈，是健康与美容的大敌。

其次，就是要学会控制自己的情绪。不要动不动就发脾气、生气，尤其是月经期间。情绪低落会导致女人无缘无故地发脾气，此时一定要学会控制，否则对于生理、心理影响很不好，于己于人都没有好处。大哲学家康德有一句名言："生气是拿别人的错误惩罚自己。"由此可见生气是一件最不划算的事情。女人最好的状态是小鸟依人，女人最大的看家本事就是柔情似水。我们常用猫来形容女人，其实女人像猫更能讨男子喜欢。女人要善于利用自己的先天优势来影响别人,用似水柔情去善待他人感化他人,这样也能得到别人的关爱。心情好了,自然也就美丽了,相由心生嘛。

再者,女性朋友在生活中要少进食寒凉的食物。不要盲目服用保健品,一定要保持每个月月经的通畅。女性朋友只有月经通畅,才能保证体内淤血的减少。女性体内如果有了淤血,会引起面部色素沉着,蝴蝶斑及子宫肌瘤、卵巢囊肿等一系列疾病或症状。所以,女人一定要保证每个月的月经通畅,只有月月通,才能天天漂亮。

祛色斑,艾灸扶阳祛浊让美由内而外

女人如水似花,就是保鲜期太短,一过年纪就成了"黄脸婆"。延缓衰老、青春永驻成了女性一生的追求。不知从什么时候开始,这个社会开始流行一种美丽,女人们拼命地往脸上擦东西。人前屋外,妖艳无比。夫前屋内,蜕去那层"美丽",却空留一声叹息。

的确,就算再好的化妆品、美容品,也避免不了对皮肤造成伤害。如果清洁不彻底,还会阻碍人体最大的排毒器官——皮肤的排毒功能,导致毒素堆积。这些无法经正常渠道排出的毒素,要么回到脏腑去损害脏腑功能,要么迟早还得经皮肤来排泄。

这些累积起来的毒素,再次排泄时,带来的将是更多、更厉害的斑点和痘痘。无知的女人们,也只会更勤快地使用化妆品、美容品,从而形成恶性循环。

其实,真正的美丽,必须遵循人体自然的道方可得到。人活着,少不了大小便,只是看怎么便,一天一天地便,无碍于人的美;而数天乃至数十天地便秘,就有碍于人的健康了,大小便如此,皮肤也是如此。

人每天必然会产生大量的代谢性废物，而其中的很大一部分，就是通过皮肤以出汗的形式排泄出去的。只要这个功能得以正常实现，皮肤就不会出现问题。

可是，一方面，随着年龄的增长，阳气的衰退，皮肤功能逐渐减弱，导致皮肤出现问题。另一方面，暴饮暴食，摄取过多的垃圾食品，产生大量的垃圾毒素，超越了皮肤的正常排毒功能，也必然会导致皮肤出现问题。而无知的人们，害怕出汗、禁止出汗，使用大量的化妆品、美容品，将皮肤这个排毒通道牢牢堵死了。

反观数千年前的人们，没有高科技，没有名贵的化妆品，非经保养的老百姓也照样花枝招展。某些得道高人，更是鹤发童颜。他们的美丽，仅仅是遵照道法自然、扶阳祛浊。

想要获得美丽，又岂能不祛浊？不仅仅是皮肤表里的浊毒需要彻底清理，脏腑、骨髓的浊毒也需要清理。如此，方可延缓衰老。如果想要青春永驻，仅仅祛浊还不够，还需扶阳、养阳。套用医圣张仲景的一句话，"欲疗诸疾，当先以汤荡涤五脏六腑、开通诸脉"，而欲要美丽，也须如此。

湛小姐，今年25岁，黄褐斑合并痤疮几年了。自述从大学开始，脸上就长满了各种痘痘、疹子。当时，同学说是青春痘，就没太在意。可是，直到快毕业了，痘痘不但没有减少的趋势，反而越来越严重。于是，在美容顾问的"指导"下，运用了很多美容方法。尽管当时确实感觉好点了，但是，1周不到就又发作了。病情不仅没有好转，满脸痘痘还长成了脓包疮。之后，她又去了很多医院治疗，效果也不理想。脾气因此变得很坏，人也整天郁郁寡欢。

25岁后，就变成了现在这个样子：整个脸部约35%的面积长满了褐色斑点，并散落着十余个脓包疮，脸色暗黄，没有光泽，舌苔厚腻，舌

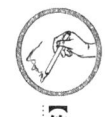

体胖大，脉弦滑微细。后来到我处求诊。经询问得知，她小时候喜欢吃油炸、辛辣食品，痘痘总是治不好，心情很糟糕，就吃垃圾食品发泄情绪。

考虑到她这是典型的饮食不当，摄入了过多垃圾浊气，又嗜吃寒凉食品，严重伤了脾肾的阳气。使脾失运化，导致湿热浊毒积聚于内，上托于脸而生痤疮，加上心情烦躁，又合并黄褐斑，于是我给她进行扶阳去浊调理。

具体方法是，每天服食鸡蛋飞粥，并用艾叶水洗澡。同时，给予脸上局部点刺放血并全身刮痧，后脸上局部悬灸操作，每处15分钟，再悬灸肺俞、风门、曲池、手三里、阴陵泉、涌泉等穴位。以酸胀感为主要感传，约60分钟后微微出汗而停止施灸。调理十余次后，明显得到缓解，脸上开始有血色，不再暗淡。连续调理1个月后，痤疮全部消失，脸色变得红润，褐色斑点基本解决，只剩下瘢印，又经过4个月的调理，人完全变了个样，脸色鲜润、白里透红。

你是否因为面部出现色斑、暗疮后，为自己的容貌受损而焦虑万分呢？如果是，就赶紧行动吧。试试上面的方法，就能解决你的问题哦！这里我要告诉你的是，一定要去找有经验的医生诊治，而不是去美容院和商店买化妆品。其实色斑、暗疮是化妆品解决不了的，要想根除，还是用艾灸的方法最佳。

减肥塑身，补足阳气就选艾灸

"飘妹"是最近流行的一个词语，形容的是瓜子脸，长发飘飘，身材瘦得好像能飘起来的美女。其实，一直以来，林妹妹型的女孩子总是引起围观。因此女孩子为减肥几乎拼了命，想出吃蛔虫卵、"阿金博士吃肉瘦身法"以及最省钱的"绝食法"。无奈，该瘦的都没瘦下来，还要忍受各种折腾。即使发生奇迹，瘦成"飘妹"的，也是跑两步路就气喘吁吁，像林妹妹一样，经常捧着疼痛的胃，还要忍受长年的痛经。

其实减肥何须如此艰难，每一个人都能做到苗条、健康。胖人很多是因为阳气不足，也就是阳虚。想要拥有S形的曲线，你可以通过补足阳气来实现。所谓阳虚，确实有一部分来源于先天，但绝大多数都是因为后天对阳气损耗过度引起的。比方说，不当的减肥。

要说减肥，如果从中医的理论来看，是件很轻松的事情，真能像那些卖减肥产品的人说的广告一样：不用节食、不用扎针、不拉肚子、不影响正常生活。而且瘦下来以后，人不会虚弱，还会更健康。但是，现在的女孩子似乎把减肥弄得复杂了。

我认识一个女孩子，白白净净，长得非常秀气。这个女孩子先天的性格不是特别好动、开朗，上了大学之后，整个人就更安静了。她上的是一所服装设计学校，大部分是女孩子。女孩子在一起就是聊衣服、美容，还有最重要的减肥话题。我是通过跟她聊天才感觉到，原来现在很多女大学生已经把减肥当成一个"议题"，一个时尚焦点，好像别人减肥我不减，就有点跟同学们隔离了。

其实这个女孩子不胖，1.70米的个子，120斤，很标准。但是很快地，她也加入到减肥的行列中，首先就是不吃主食，不吃晚饭。一个学期下来，确实很有成果，但是整个人就好像活力被抽走了，总处于一种游离的状态。而且她本来不怕冷，体重下来之后，喝点儿凉水都跑厕所。

从中医的角度讲，食物是后天对人体阳气的一大补充源。当食物进入脾胃之后，要化生气血，滋养全身和大脑，人才有力气呼吸，有精力和体力去处理每天的事情。但是，一节食，外界的补养源就断了，就要

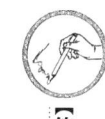

使用先天的资本来供养身体。长时间的补给不足，这个人肯定要阳虚、气虚、血虚，所以这女孩子的月经后来也来得不好，不是不来，就是太少。

其次，吃减肥药的人更应该注意，现在市面上一些所谓的排毒养颜、减肥的中药，成分往往是芦荟等清热泻下的药品。

而从现代医学的角度来看，当身体正常需要得不到满足的时候，大脑就会发出指令——"拆房子"。"拆"哪儿呢？"拆"身体的脂肪和蛋白来供应大脑和身体的其他组织。有人觉得这不挺好？拆了脂肪就瘦了。但是别忘了，当你饿到一定程度，必须要吃饭的时候，一吃补回来的是脂肪，却不是身体最需要的蛋白质。

因此，尽管有的人很瘦，但都是脂肪。如果测他的脂肪含量，跟胖人可能不相上下。而且这种"强拆"，对身体的各个器官都是一种损害。人为什么会胖？其实大部分人胖是因为过多的废物积聚在体内，中医叫寒湿内滞。

俗话说："十个胖人九个虚。"越胖的人，怕冷的越多。尤其是胖得松松软软，饿两顿又很容易瘦下来的人。就像我们感觉到冷的时候要穿棉袄一样，胖人因为阳气不足，寒湿之气过重，身体就自发地多穿"棉袄"，这些"棉袄"就是脂肪。

所以说，人真正需要的营养就是阳气。这也是为什么夏天的时候，越热，胃口越不好，越不想吃东西。而越冷，食欲就越旺盛。相同的道理，胖人寒湿过重，所以总想吃东西。要是阳气充足了，就会像身体里的太阳拨散了阴霾，把寒湿化开，那就不需要吃什么通过抑制大脑神经控制食欲的药物，更不需要动手术切胃了。身体温暖了，自然就不想多吃东西。脾胃的动力会更充足，人吃的东西一部分转化成为好的营养，一部分变成废物，并且也能很顺利地排出体外，没那么容易发胖。

现在很多身材已经很好的女孩子仍然在减肥。我建议，与其减肥不如塑身。而阳气充足了，跟运动有一样的效果，其实运动也是对阳气的激活，不会让多余的水湿停留在体内，人就不会看上去软软的，皮肤也会变得紧致，身材会更凹凸有致，这也是一个能延缓衰老的秘密。

如果已经出现阳虚的明显症状，比如说手脚发凉、怕冷等，该怎么办呢？金匮肾气丸、附子理中丸、补中益气丸都是补益阳气非常有效的中成药。我身边很多女性朋友试过这些药物，她们的反馈首先是，脚冷的问题解决了，精力充沛了，而且整个人变瘦了，但是体重没变。从中医的理论来说，就是补足了阳气，化解了体内多余的水湿。

另外，身体上很多穴位对减肥、塑身有很好的效果，比如关元、中脘穴。具体操作是：艾灸条每次1支，点燃对准穴位，两穴灸完为止。每日一次，勿烫伤。

中脘穴位于脐上4寸，腹中线上，仰卧取穴。是手太阳、少阳、足阳明所生，任脉之会。常灸此穴可以帮助调整食欲，使食欲趋于平衡。记得我在给一个好友艾灸减肥的时候她说过："你给我艾灸后，我的食欲大减，有点看见好吃的也不动心的感觉，好像不饿了。"这可能算是艾灸能减肥的原因。

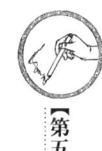

关元穴在脐下3寸，腹中线上，仰卧取穴。取穴时，可采用仰卧的姿势，关元穴位于下腹部，前正中线上，从肚脐到趾骨上方画一线，将此线五等分。从肚脐往下五分之三处，即是此穴。艾灸关元穴对减肥很有疗效。艾灸关元穴会很快地使脂肪消失，也是很有道理的。我们在处理肥油的时候，会用热锅烧热烤油，会看到肥肉很快变成油。而我们在艾灸的时候，我们腹部的皮下脂肪，也会遇热稀释，会有部分脂肪遇热成稀释的状态。这样体内也会吸收一部分。加之我们的锻炼，会排泄一部分，就可以达到减肥的目的了。

还有就是勤敲带脉，也就是系腰带的这个位置。可以用手来敲，也可以用一些市面上卖的按摩锤。敲这个位置，不但能强壮子宫，收腰的效果也非常显著。

知道了这个减肥、塑身的秘密，那些减肥失败了很多次的人都能顺利地瘦下来。想保持身材的女孩子，也不用再辛苦地节食了，正常吃饭，加以艾灸调理，一样可以健康地瘦身。

性冷淡，艾灸燃起你的激情

美满和谐的性生活是增进夫妻感情的润滑剂，是维持家庭稳定的纽带。但是，总会有些夫妻谈性色变，究竟是为什么呢？有这样一个词——"性冷淡"，可以通俗又精炼地解释这一现象。现在我们就来认识一下这个敏感又陌生的词。

性冷淡又叫性淡漠，是指成年人在各种因素的干扰下，出现性欲减退或性欲缺乏的症状，通俗地说就是对性不感兴趣。中医称"性冷淡"为"阴冷"及"女子阴痿"等。

一般来说，女性性冷淡要多于男性。有人调查受过良好教育而身体健康的夫妇中，16%的男性和35%的女性患有性冷淡症。对于男性而言，性冷淡属于阳痿的前兆，也是导致男性阳痿的一个重要因素。性冷淡，除了对婚姻家庭产生严重影响，还会导致继发性阳痿、不孕不育，甚至众多其他慢性疑难杂病。

比如，乳房胀痛综合征和乳腺增生。正常性生活时，女性进入性兴奋期，乳头竖起，乳房表面充血，整个乳房胀大。到持续期，其体积可增大1/4，乳房胀大达到最高点。随后，乳房充血减退，体积逐渐缩小，恢复原状。而性冷淡的女性，由于兴奋来得慢，乳房的充血、胀大不容易消退或消退不完全，导致血液不能完全回流，停积于乳房形成瘀血而导致乳房胀痛。同时，也将大量的垃圾浊气类代谢性废物停积于乳房，导致病发无菌性炎症。反复增生后，会引起乳腺组织增生。

为什么会性冷淡呢？通常认为大致有以下几类原因：

（1）性恐惧因素：有过性创伤（被强奸等），害怕怀孕，或害怕感染性病等。

（2）慢性疲劳：工作紧张，社会事物繁忙，或脑力劳动过度，影响高级神经系统的功能状态。

（3）禁欲或纵欲过度：日久使脊髓中枢功能紊乱，逐渐厌恶性交，抑制了性欲。

（4）夫妻关系不和或对性的看法不同，或缺乏正确的性知识，或女性长期得不到高潮快感，从而厌倦了性生活。

（5）器质性因素：几乎所有的慢性病都有可能导致性冷淡，其机理主要是影响神经、内分泌，降低了血液中的性激素水平。

（6）药物因素：口服某种药物可降低性欲。如抗组织胺药、大麻、苯妥英纳、利血平、安体舒通及抗雄激素药类等。

虽然现代医学对性冷淡的机理有诸多看法，但在治疗上仅心理疗法具有一定的意义。然而在中医领域，性冷淡确实是一个非常简单的问题，属于典型的功能衰退，也是本书中关于阳气衰退的典型代表。一般常伴有疲倦乏力、嗜睡、精神状态差、腰膝酸软无力、身体怕冷，甚至不管怎么加衣服，还是觉得冷以及耳鸣等。调理的方法，唯有扶阳。

性冷淡的调理需要一个漫长的过程，并非原因复杂，而是因为阳气耗损容易，补回来却非常艰难。我们可以用以下方法来加以改善：

第一是艾条悬灸，补脾肾之阳，常灸命门、腰阳关、命关、关元、血海、三阴交等穴位。每个穴位经穴位敏化后，进行单点温和灸。务求灸透，以微汗止，一次不行可重复多次；第二是配合用艾叶煎水洗澡或泡脚来调理。

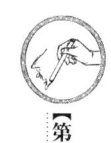

陈女士，今年30岁，因顽固性妇科炎症并乳腺增生来我处调理。咨询过程中，我发现她的病情是严重的脾肾阳虚导致的。顺便讲解到脾肾阳虚会导致严重的性冷淡从而影响家庭关系时，陈女士突然神色黯然，并告知她正因此事而面临离婚。

陈女士从小就对男女之事没有什么兴趣，甚至觉得有点恶心。为此，严重影响到她的恋爱问题。28岁那年，她经别人介绍而认识了现在的老公并结婚。婚后的她依然对性生活毫无兴趣，每次都是纯粹为了完成任务。平素自感非常困倦，没有力气；身材胖大，稍微活动一下就气喘吁吁；脸色煞白，没有一点血色；舌苔厚颜色白，犹如下了一层雪一样，舌体胖大伸舌满口；饭量特别小；脉沉细而滑；夜尿频繁，每天晚上要起夜3次以上。

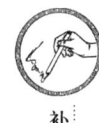

我叮嘱她每日用艾叶煎水洗澡，配合悬灸命门、腰阳关穴位。15分钟左右，会出现明显的小腹部透热感；35分钟左右，感觉整个小腹部暖暖的，非常舒服；60分钟后，小腹部微微汗出，停止施灸。改为悬灸神阙、关元穴位，出现类似感觉后，再悬灸三阴交穴，自小腿内侧直达小腹部出现明显的酸胀感，约60分钟消失而停止施灸。如此共调理15次后，感觉欲望变得强烈，平生第一次主动寻求，差点令老公措手不及，婚姻危机也自然化解。

克服性冷淡，增添家庭生活的趣味需要夫妻双方的共同努力。事实证明，性冷淡很少是永久持续的，除了运用艾灸调理外，也要注意生活的各个方面。夫妻双方要互相帮助，对于性欲差的一方要主动配合，积极培养感觉，合理安排好时间，创造良好的氛围。对于性欲较强的一方，要调动配偶的积极性，迎合尊重对方，表现出宽容和体谅。

性冷淡不可怕，也非不可启齿，应该正确面对。性爱是增进夫妻感情的纽带，只要夫妻双方都以一颗爱心去关心、照顾、帮助对方，夫妻共同努力就能克服，共同享受性爱的乐趣。

月经不调，常做艾灸月事有规律

俗话说，人人有本难念的经。男人有，要为事业为家庭拼搏，再苦再累只能自己扛；女人也有属于自己难念的经，而且，女人这本"经"也是难念得很，这本经就是——月经。月经正常来潮是成熟女性身体健康的重要标志，然而月经的阴晴不定，让女性备受煎熬。

比如，某一天，你发现原本准时的"大姨妈"突然爽约。是身体出了毛病？还是有了小Baby？试纸测，没反应。看白带，也正常。于是惶惶不可终日，提心吊胆，无论是上班还是下班，脑子里想的全是"大姨妈"。来的时候觉得又困又痛又乏又烦人，突然不来了，才发现"她"竟然如此亲切。

的确，月经不调是妇科的常见病，什么是月经不调呢？主要是指月经周期改变，如月经先期、月经后期、月经先后无期等，并且伴有月经的量、颜色、质的改变。为什么会有这些改变呢？我们知道，女子以血为本，来月经、妊娠孕育都以气血为基础，所以只有当任脉、冲脉气血旺盛时，气血才能下注于胞中，泻出为月经，或者妊养胚胎。

由此可知，冲任失调是月经不调的病机。什么是充任失调呢？我来解释一下。我们的身体有十二条正经，还有奇经八脉。冲为冲脉，任为任脉，这两条脉都属于奇经八脉。大家看一下人体经络穴位图，任脉循行于腹面正中线，腑为阴，所以任脉对全身阴经脉气有总揽的作用，故有任脉"总任诸阴""阴脉之海"的说法。从人体经络穴位图上也能看出，任脉与十二正经中的足三阴经、阴维脉、手太阴经多次交会，所以能总揽人体阴脉之间的联系，调节阴经气血。任脉的任有担任、妊养的意思。任脉起于胞中，与女人的月经、妊养、生殖功能密切相关。

冲脉的冲有要冲、要道的意思。冲脉的经脉循行很有意思，它前布于胸腹，后行于背，可谓分布广泛，贯穿全身。这一特点决定了它与十二条正经相通，能够通调十二经气血。十二正经通于五脏六腑，所以冲脉能调节五脏六腑的气血。此外冲脉还有"十二经气血之海""五脏六腑气血之海"之称。女子以血为本，来月经、妊娠孕育都与气血为基础。所以只有当任脉、冲脉气血旺盛时，气血才能下注于胞中，或者泻出为月经，或者妊养胚胎。如果任冲失调，任脉、冲脉气血不足或者运行不利，女子便会月经失调、绝经或者不孕等。

月经不调该怎么办呢？首先要调理冲任二脉。这里我们选择艾灸关元、血海、三阴交来调理。关元穴在肚脐眼下方4横指处，是任脉的要穴，"冲任同源"，所以艾灸关元能够同时调理任脉、冲脉。关元被誉为"第一性保健大穴"，古人认为它是男子藏精、女子藏血之处，能培补元气、肾气，治病范围相当广泛，各种妇科问题、男科问题都能治疗。

血为女子之本，所以想解决月经问题，离不开血海。血海属于脾经，脾主运化而统血，所以它专治血之疾病。血海在大腿内侧，髌骨内侧端上2寸。

三阴交是肝、脾、肾3条阴经的交会穴，这3条阴经又在关元处与任脉相交。肝主疏泄而藏血，脾主运化而统血，肾主水而藏精，任脉主胞宫。所以三阴交是治疗男女生殖问题的主要穴位，通治与精血有关的生殖方面的疾病。三阴交位于内踝尖上3寸。

关元、血海、三阴交这3个穴位，是治疗女子月经不调的关键穴位，每一个女性朋友都应该充分了解它们，充分利用它们。具体方法是采用艾条温和灸，每个穴位灸15分钟左右，每天1次。也可以用艾炷灸，把生姜切成薄片放在穴位上，再在姜片上放上半个枣核大小的艾炷，每个穴位灸5～10壮，每天1次，效果同样很好。

最后要说的是，月经期间，人的情绪往往会莫名其妙地低落，如果再有月经不调、痛经等问题，人的心情往往更差。甚至会变得烦躁、易怒，这时候该怎么处理呢？主要是养心安神，按摩心俞、神门这2个穴位就可以了。心俞是心的背俞穴，能够调心养血。而神门是安神的要穴。每个穴位按摩3～5分钟，每天1～2次，心情不好的时候就可以按按。也可以事先预防，在月经前1周开始，每天按揉1次，直到月经结束。

阳虚闭经，艾灸驱寒消滞阳气生

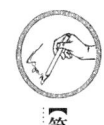

人们常说："女人是水做的。"意指女性像水一样柔和、纯净，给人以美好的感受。其实，从中医角度讲，这也是很有道理的。气血充足、运行顺畅、月经正常的女人，就像流水不腐，月换月新，青春活力常驻；气血不足、运行不畅、闭经的女人，就像一潭死水，气不上行，血不下达，气血淤堵，就容易出现皱纹、色斑、青春痘等问题，把女人由鲜嫩欲滴的花朵变成一把干瘪的枯草。因此，闭经是损害女性健康的大问题，我们必须认真对待。

曾经，我接到一位女士打来的求助电话，她说自己总是面色苍白，形体消瘦，还经常感到没有力气，最烦心的是月经经常不准，量也很少，后来月经居然不来了。她告诉我，她多次求医，吃了一大堆药也不见有什么特别好的效果，就打电话求助我。我就问她，医生在你的诊断书上写的引起闭经的原因是什么？她告诉我说，是气虚血枯引起的，听她这么一说，我对她的病情也就有了治好的把握。

那么，气虚血枯为什么会引起闭经呢？在中医看来，气虚血枯大都是脏腑功能失调导致的。我们以肝肾为例，如果肝肾先天不足，就没有足够的肾精生化肝血。肝主冲脉，冲脉主管月经，冲脉盛则血海冲盈，月经正常。当肝血少，冲任就没有足够的血液荣养，时间久了，则无血可下，闭经就这样发生了。同样，如果肝肾后天受损，气血生化无常，或者因病而反复出血，肝肾亏虚、气血供应不足，冲任同样不能顺利得到足够气血的荣养，月经行了几次之后，就会血海空虚，闭经就出现了。

当然，引起闭经的原因很多，除了气虚血枯之外，气滞血瘀也是导致闭经的一个重要原因。我们知道，气血是人体的根本，气血足人体活动就有了物质基础，但这只是前提。就像一个人充满了力气，如果有力无处使也是白搭。气血顺畅，万事大吉；气血不顺，人就会生病，对于女性来说，就会发生月经不调、痛经和闭经的状况。

气滞血瘀一般是由情志失调、肝气不舒、痰湿淤积、受寒贪凉、外邪袭击等原因导致的。女性一旦发生气滞血瘀，气不行，则血不行，掌管月经的冲任二脉受淤血阻碍，经水只能停积在体内，从而导致闭经。这时，你会发现虽然没有月经来，但小腹还是会疼痛，按一下会更痛。同时精神抑郁，胸胁胀满，总有一种想发泄而没有出口的苦闷。因此，活血化瘀，恢复气血运行，就特别重要。

知道了问题的所在，我们就可以想办法治疗了。这里无论是由于气虚血枯造成的闭经，还是由于气滞血瘀造成的闭经，我们都可以用艾灸的方法来治疗。比如打来电话求助的女士，完全可以通过艾灸关元、气海两穴来打通月经。

为什么关元穴能调理闭经呢？我们知道，关元穴是任脉上的穴位，关是关口，元指元气，关元像人体的"阳关"，是阳气通行的关隘。对女性来说，关元穴就像个小房子，蓄着精血，位于下腹部，荣养子宫。艾灸关元穴自然能活跃肾气，补充肾阳不足，促进气血运行，有温经活血、暖宫散寒、防治痛经的作用。

因此，我们可以取胡椒、丁香、肉桂各等分，把三者研成细末，再制作成药粉。每次艾灸前，将药粉调成糊状，摊在关元穴上，然后以中型艾炷施灸，每次灸5～10壮，每天一次，5天为1个疗程。只要坚持施灸，一般都会取到很好的疗效。此外，由于关元穴在脐下3寸，石门穴在脐下2寸，两个穴位挨得很近。艾灸石门穴是中医自古的避孕方法，所以，准备生育的女性，应慎灸关元穴。

除了关元，气海也是调理女性闭经的一大要穴，为什么这么说呢？因为气海穴是补气的要穴，所谓"气海一穴暖全身"。气海穴在肚脐直下大约1寸半，中医认为此处是人体之中央，是生气之源。人体的真气由此而生，所以对于阳气不足、生气乏源导致的女性虚寒性闭经，艾灸气海穴往往能起到温阳益气、扶正固本、培元补虚的作用。具体操作起来，我们可以选择温和灸，施灸时每次10～15分钟为宜。每天进行一次，10天左右闭经症状就能好转。

闭经是女性常见的症状，所以，发生闭经后不要恐慌，除了上面介绍的通过艾灸关元、气海来调理外，加强营养，保持心情愉快，注意适当休息也是很重要的。只要正确认识到自己的病情，调整好心态，再积极配合治疗，闭经就会远离我们。

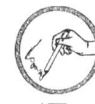

阳虚子宫寒，多做艾灸暖宫御寒

人们常常把女人比喻成美丽的花朵，在鲜花盛开的季节，阳光灿烂的花朵更加绚丽多彩，惹人喜爱。在这美丽的鲜花背后，隐藏着更深层的意义，也许没有人会注意到，因为它是为繁衍生命——即植物种子做准备的，这与女人们的子宫具有同样的意义。

女人的子宫是人类的出生地，女人的子宫，犹如一片土地，这片土地是可以"厚德载物"的，不仅需要阳光，更需要雨露，水土合德，世界才能大成。

可现在让人们不可思议的是，过去肥沃的土地，现在变得都不再肥沃。人们变得越来越简单化了，除了机械操作与大量化肥、农药、除草剂外，现在我们所见的土地一点也不松软。土地板结，水土流失，使其失去了更多的活力，"厚德载物"的土地，再也无法完成它的自然使命。而现代女性的子宫，也如同自然界的土地一样，变得不再是肥沃的田园，而是一片阴暗潮湿的沼泽地，缺乏灿烂的阳光。

中医认为，多数女性患者都病在一个"寒"字。不管是四十多岁的中年女人，还是十几岁的小女孩，都是如此。特别是现在这个时代，更为严重，这是为什么呢？年轻的女孩子，生命力蓬勃旺盛。但这么旺盛的生命力，为了美丽与漂亮，这幼小的稚阳之体，被吹空调、低腰裤、露脐装，还有冬天穿薄衣、短裙。以及冰镇冷饮、四季水果，把这旺盛的阳气，给折腾得很弱了。到了青中年时代，不节制的性生活、频繁的人流、加班加点、熬夜劳累、透支生命，使现代女性缺少"温暖"，大都变成了"冰冻美人"。一切都是因为阳气虚弱，免疫力低下，全身环境是这样的，子宫变成寒冷之地是在所难免的。

明代医家傅青主在《傅青主女科》中曾说过："夫寒冰之地不生草木，重阴之渊不长鱼龙。今胞胎既寒何能受孕？"意思是说，寒冷、阴森没有阳光和温暖的地方，哪怕是最顽强的小草都没法生存，更何况是稚嫩的生命。俗话讲"万物生长靠太阳"，没有阳光，没有温暖，生命就不可能存在。而对于胎儿来说，他的温暖与阳光完全来自于母体，来自女人的子宫，子宫是胎儿生长的宫殿与摇篮。现在的女人们，很多的美丽女人，都是由于阳气的亏损，把这一片孩子生长的基地，变成了寒冷的不毛之地。还会导致众多疾病的发生，如痛经、月经不调、不孕、流产、闭经、盆腔发炎、长出肿瘤等，这一切的后果，都是因为阳气缺乏与阴寒太盛造成的。

女人们的宫寒，不仅仅是这块"土壤"出现了问题，而且是女性身体的整体环境出现了更为严重的问题。俗话说得好：种瓜得瓜，种豆得豆。可现在是"土地"上什么也种不了，什么都无法生长。月经，女人每月来一次，是为了给"土地"翻新与松土，为的是把旧的土层清除，使松软的环境更容易种植庄稼。现在很多女性就连每月一次的月经都成了大问题，不仅时间没准儿，月经量、色、形状等都成了问题。所以有人说：女人伤阳气就是伤子宫。这话讲得千真万确。

有人曾说：女人所有的美丽都深藏在子宫里，而子宫对女人来说，既是福地，又是祸地。生命在这里孕育、诞生，同时祸患也由此衍生。尽管女人们在外形上柔弱、温和，但是上天赋予了女人繁衍、延续生命的条件、能量与义务和使命。但是不合理的饮食、寒冷过度、人工流产与频繁的性生活等因素，使女人们本来就非常柔弱的阳气更加亏损，女人们的"小天地"——子宫就要出现问题，也就是气候与土壤都出现了问题。

出了问题该怎么办呢？这就要祛寒了，而祛寒最好的方法就是用艾灸了。宫寒很大程度上是肾阳不足，补充肾阳我们可以选择艾灸至阴穴来调理，为什么要选择至阴穴呢？

首先要从至阴穴和肾的关系说起。《素问·水热穴论》中说："肾者，至阴也。"首先，从距离上看，至阴穴位于足小趾外侧约0.1寸处，肾经也起于足小趾之下，它们就像是邻居一样，胜过远亲。其次，从医理上看，至阴穴是膀胱与肾的表里经脉交接的地方，刺激至阴穴，能疏通膀胱与肾的经络气血。肾主生殖与发育，肾精充盛与否关系到子宫的发育和月经调畅。当肾气不足而宫寒时，艾灸至阴穴，就可以温通膀胱和肾的表里经脉，达到暖宫散寒、调和气血的作用。

具体我们可以这样来灸：点燃艾条，悬放在双侧至阴穴的上方或侧方，距离约1厘米左右，使皮肤有温热感，但要避免灼烫，以穴位周边皮肤起红晕为度。每次灸15～20分钟，从月经前三天开始到月经干净为1个疗程。

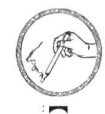

除了灸至阴穴，也可以艾灸关元、命门、中极、三阴交穴来调理宫寒。为什么艾灸这几个穴位对宫寒有用呢？关元为任脉经穴，为治妇科疾病的要穴。灸之可补下焦，使冲任调和，有散寒暖宫、温经止痛之功；命门（位于第二腰椎棘下凹陷中，直立时与肚脐相对）为督脉经穴，有温肾壮阳之功；中极（位于脐下4寸）系膀胱之募穴，任脉和足三阴经之交会，通于胞宫，联冲脉，有调理冲任气血、补肾培元、清热利湿之功，可增强气化，使小腹舒适；三阴交为足之阴经之交会，具有养肝健脾、温经化瘀、活血理气、消炎止痛之功，为治疗痛经的有效穴。诸穴相配，共奏理气活血、散寒暖宫、温经止痛、补虚作用。

具体的灸法为：在月经来潮前1周或2～3天开始用艾条悬灸关元、命门穴15～30分钟，其他穴灸15～20分钟，距离2寸远有温热感觉，应使穴位皮肤红润、充血，每日1次，重者每日2次，至经血基本干净时停灸。每1个月经周期为1个疗程，连用3个疗程。

现在的女性，由于多种因素造成子宫寒冷，令子宫成了天地间之不毛之地。生命的种子在这样寒冷的子宫里是无法生长的，同时更要命的是，因为宫寒导致百病缠身。如果想使自己变得更加国色天香，首先要让子宫温暖，因为只有温暖的子宫，人体内才能阳光灿烂，这样的女人才会更漂亮。

不孕症，艾灸调理肾虚是关键

有多少人在结完婚后，期待着一家三口甚至四口的幸福生活。可有时候，天不遂人愿，偏偏有个恶魔破坏了很多人美好的梦想。谁能预料到，有一天不孕这个恶魔会降临到自己的头上？那么，不孕到底是怎么回事呢？

所谓的不孕，也就是不孕症，是指婚后同居，有正常性生活，未避孕达1年以上而未能怀孕者。根据婚后是否受过孕又可分为原发性不孕和继发性不孕。原发性不孕指从未妊娠过，继发性不孕指曾有过妊娠，以后1年以上未避孕而未再妊娠。根据不孕的原因可分为相对不孕和绝对不孕：相对不孕是指夫妇一方因某种原因阻碍受孕或使生育力降低，导致暂时性不孕，如果相应因素得到纠正，仍有可能怀孕。绝对不育是指生育能力完全丧失，难以通过目前的治疗方法治愈。

那么，为什么会出现不孕症呢？中医认为，主要是由肾气亏虚、气血不足、冲任失调导致的。比如肾气亏虚的女性，一般禀赋素弱，先天肾气不充。或房劳多产，耗伤肾精，以致冲任不足，胞脉失养。肾阳不足，则温煦不力，下元虚冷，子宫不能摄精成孕。肾阴不足，则虚火内生，血海蕴热，不能成孕。再如气血亏虚的女性，气血素虚，或失血过多，或大病久病，气血耗伤，以致任脉空虚，气虚血少，胞脉失养，不能摄精成孕。

由此可知，肾气、精血与不孕的关系十分密切。而肾为生殖之本，所以不孕症的发生，主要责之于肾气、精血的亏损，治疗时当以益肾调经为大法。怎么调呢？艾灸是一个很好的选择，因为艾灸能补充肾阳，畅通气血。

蒋女士与丈夫结婚有3年了，婚前有过一次人流史，直到现在仍然没有怀孕。刚刚开始没多在意，因为自月经初潮以来，蒋女士月经就一直不准时，所以她也做好了心理准备，知道自己不容易怀孕，也不着急。

可是眨眼又一年过去了，肚子还是没有动静，蒋女士开始着急了，不会真的永远都怀不上了吧。于是，她开始到当地各大医院就诊，做了一次不孕检查，初步结论是排卵障碍。医生建议她做输卵管造影检查，检查结果发现她输卵管一侧通畅，一侧通而不畅，必须进行治疗。医生

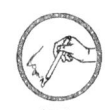

为她做了输卵管通水治疗,那种说不出的痛让将女士至今想起来还直发抖。

经过了几次辗转治疗仍没有效果后,蒋女士想放弃了。就这样一年拖一年,转眼间6年就过去了。公公婆婆总是有意无意刁难她,丈夫每天回家的时间也越来越晚,眼看一个幸福的家庭面临破裂。本想着就这样过一辈子的将女士开始振作了,为了维护家庭,维护爱情,她决定再治疗试试。于是,想起来问我这个搞中医的有没有办法。

还真是问对人了,中医治疗不孕症的方法很多,通过艾灸穴位就能起到效果。一般我们取神阙穴,因为神阙与全身经络相连,与脏腑相连,脐部贴药既有激发经气的作用,又可通过特定药物在特定部位的吸收,发挥明显的药效,隔盐或者药物可以起到温中散寒、扶阳固脱的功效,具体方法如下:

取五灵脂、白芷、川椒、熟附子、食盐、冰片等,将药物超微粉碎混合,密封备用。施灸时患者取仰卧位,暴露脐部,用浓度为75%的酒精常规消毒脐部,以温开水调和面粉制成面圈(约长10cm,直径1.5cm),将面圈绕脐1周,先取少量冰片置于脐部,再将上述制好的药末填满脐部,将大艾炷(艾炷大小与面圈内径相同,约直径2.0cm、高1.5cm左右,根据患者肚脐的大小可有所不同)置于药末上,连续施灸20壮,约3小时。灸后用医用胶布固封脐部,2天后自行揭下,并用温开水清洗脐部。每周治疗1次,连续治疗3个月为1个疗程。

蒋女士在经过几个疗程的治疗后,排卵通道逐渐畅通了,没过几个月,竟然怀上了,这可把一家人乐坏了。其实,不孕症的治疗并不是毫无办法的,除了艾灸外,中医还提倡做到以下几点:

首先是补命门,也叫补真阴真阳。怎么补呢?首先,是别伤了命门。吃寒凉的东西就会伤真阴真阳。其次,月经期间要注意保暖,风吹雨淋都会造成真阴真阳的损伤。再有，我们要注重饮食、锻炼以及睡眠。肝主藏血，睡眠会养住气血。也就是我们可以通过日常的合理起居去补命门，而不是靠药补。因为药一旦开错，会更损伤身体。

其次是健脾胃。首先，不能不吃主食，而且吃的种类要丰富。还有就是平时要增强运动。现在的女孩子都以白为美，怕在户外晒黑了都打伞遮阳，工作时又常年待在空调使劲儿吹的写字楼中，久而久之，气血一定会出现问题。还有的人隔着玻璃晒太阳，以为日光浴了，其实玻璃屏蔽掉了大量紫外线，这么晒太阳没有用，不如出门去。在阳光底下跳跳绳，哪怕在树荫下待着都比待在屋子里强。

再次是要有好心情。人的心情要愉悦，做一个快乐和智慧的女人。这不是小事，是女性怀孕的大道。尤其是不孕之后的女性，更应该摆正心态，积极乐观地面对，才能使治疗坚持下去并行之有效。

更年期综合征，美丽心情灸出来

或许你还记得第一次来月经时的尴尬，或许你正经历着准时来"探望"的月经期。对于大多数女性而言，每次这位"朋友"的到来，伴随着的多半是痛苦。然而，忽然有一天，这位陪伴你几十年的朋友不再出现了，你会有什么样的感受呢？想必也是很伤感的。女性与月经的告别，就是我们通常所说的绝经，它代表着女性另外一个重要时期的到来——更年期。

更年期是女性一生中必经的阶段，它是指妇女从有生育能力过渡到无生育能力的过程。包括绝经前期、绝经期、绝经后期，也叫围绝经期。更年期期间，由于妇女卵巢功能的衰退、激素分泌水平下降，可引起身体和心理的一系列变化。如潮热、出汗、烦躁、睡眠不好、关节疼痛及性欲下降等症，严重者还可引发心血管疾病、萎缩性尿道炎、阴道炎、骨质疏松、骨折、肥胖症及老年性痴呆等病。有的人认为更年期综合征没什么大不了的，忍一忍，过阵子就好了，其实不然。

处在这个时期的女性朋友，大多会有这样的烦恼：因为一些鸡毛蒜皮的小事忽然怒从心头起，对儿女、丈夫不停地发泄心中的怨气；说话啰嗦，没完没了，家人朋友看见自己，表情如同见鬼，唯恐避之不及；看见别人在远处议论什么，就以为是在说自己坏话；丈夫回来晚了，一腹狐疑，肯定他在外边有人了。作为当事人的你非常认真，但在别人眼中却是无理取闹、不可理喻。所以，出现更年期综合征如不尽快处理，会给家人和自己带来心灵上的创伤，成为永远的遗憾。由此可见更年期综合征是不容忽视的问题。

前些日子，我就遇到一位更年期的女性前来就诊，当时的场景是这样的：

"我觉得我快要死了，您快救救我吧。我头晕得不行，路也走不动啊！"坐在我面前的女患者边说边哭。身边的丈夫一边递上纸巾，一边哄着："医生会看好你病的。"

我仔细观察她，衣衫不整，头发凌乱，脸上皮肤很白，几乎看不到皱纹。她叫莉莉，现年45岁，是一家公司白领，每天工作12小时，公司离家远，来回路程要两个小时。最近因为女儿要中考，丈夫单位效益不好可能要下岗。莉莉说自己陷入了"内外交困"的境地。

有几次，她坐在办公桌前打字，眼前突然好像雾蒙蒙的，头很晕，就倒在了地上，后来类似的感觉又有好几次。"每天都觉得昏昏沉沉、晕晕乎乎的，工作也做不好，注意力集中不起来，领导交代的事情老忘记，怎么办啊！我觉得我快要死了！"说着说着，她又抹开了眼泪。

后来我问她头晕后昏倒，有没有到神经内科检查一下。"我带她去做了脑电图检查，神经内科医生说查不出毛病。"莉莉先生抢先回答，说着还拿出神经内科的检查报告给我看。"你不要哭，别着急，再做些检查，我们来帮你找找原因好吗？"我的话似乎让丽丽舒了口气。之后，她接受了更年期评分量表、绝经指数、体内雌激素水平检测等检查，结果是患上了严重的更年期综合征。

如何才能缓解更年期综合征的症状呢？我告诉她通过中医的疗法可以有很大的改善。中医认为，更年期综合征主要是肾气不足导致的。想必有人会问："为什么肾气会不足，肾气不足又为什么会导致更年期综合征呢？"原因都出在肾上。中医说肾主藏精，藏先天之精和后天之精，主发育、生长和生殖。说明肾的作用是储藏精气，主要负责生长和生殖。绝经后肾虚精亏，导致阴虚火旺，人体阴阳水火的动态平衡被打乱了，就会产生心烦易怒、易激动、头目眩晕、失眠等症状，莉莉就属于这种情况。俗话说："哪里跌倒就要在哪里爬起来。"对付更年期综合征也是同样的道理啊！哪里出现问题，就要从哪里入手解决，因此在治疗时，要以补肾气为主。

中医上治疗更年期综合征的方法有很多，艾灸、按摩和刮痧都是很好的方法。我给莉莉推荐了艾灸疗法，艾灸治疗更年期综合征主要取神阙和关元两个穴位。具体操作如下：

先取生地、肉苁蓉、菟丝子、吴茱萸各等分一起碾为末，加入等量食盐备用，用药盐填脐，脐部填平后再填成厚0.5厘米左右，长宽约3厘米×3厘米的范围，以高1厘米，直径0.8厘米的艾炷点燃置于药盐上，灸至局部皮肤出现潮红为度。每日1次，4周为1个疗程，每次30～40分钟，每日1次，10次为1个疗程。或者以艾条点燃后放在灸盒内置于关元穴30分钟，热度以温暖不烫为宜。

几个疗程后，再次见到莉莉的时候，她的面色白里透红，眼睛炯炯有神。上着紧身小袄，下着牛仔裤，微烫的披肩卷发，清爽的样子与初诊时判若两人。对此，她也十分感激我。

此外，日常生活中，更年期综合征较轻的女性，应注意适当休息，合理安排起居饮食，保持心情舒畅，避免情志太过。更年期综合征较严重的女性，首先要树立克服疾病的信心，其次是积极配合治疗，要坚持治疗，家属要做好督促工作。对于更年期出现的焦虑、抑郁、偏执状态，医生及家属均应采取同情及宽容态度，并给予心理安慰，这样才能使病情得到缓解。

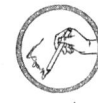

第六章

灸出暖男灸出爱,扶阳固精病不再

现今社会很多男性都有肾虚等症状,而肾对人体的生命活动是非常关键的,如果肾气不足,不仅早衰损寿,还会引发各种病症。对健康造成很大的伤害,还特别容易患上腰膝冷痛、易感风寒、夜尿频多、阳痿遗精等病症。而这些症状是用药物很难治疗的,这时我们男性要如何做呢?我们祖先流传下来的针灸之法中的艾灸,就可以用来调理相关病症。

肾虚阳痿,精气虚冷艾来补

我的一位朋友,40来岁,事业上很成功,娶了一个20多岁的漂亮妻子。跟我聊天时经常说,虽然旁人都是羡慕,但只有他自己知道,让他尴尬的是面对如此充满青春与活力的妻子时,却发现自己有些力不从心……

的确,在这个充满压力和竞争的社会,房事不行的男性也不在少数。男性阳痿会给夫妻关系带来伤害,引起夫妻之间的隔阂,甚至导致冲突和情感创伤。即便如此,很多患有阳痿的男性还是不愿承认自己"痿"了,认为这是伤害自己自尊的事情,因而不去治疗,其实这是完全没有必要的。接下来我们就来了解一下什么是阳痿。

简单地说,阳痿是指男性阴茎勃起有功能障碍,表现为男性在有性欲的情况下,阴茎不能勃起或者能勃起但不坚硬,不能进行性交活动而发生性交困难。

引起阳痿的原因很多。中医认为,惊恐伤肾可以导致阴茎软弱不起,南宋皇帝赵构就是在和宫女作乐时,听到金军攻城导致的阳痿;心脾受损也能导致阳痿。心主血脉，脾是后天气血的供给者，如果心脾受损，那么阴茎就没有了充足的气血供应，自然会引起阳痿。湿热下注，也能发生阳痿，《类证治裁·阳痿》就说："也有湿热下注，宗筋弛纵而致阳痿者。"

除了上面几个因素外，最常见的阳痿诱因要属命门火衰了。什么是"命门火衰"呢？其实就是肾阳虚。肾具有贮存、封藏精气的作用，精气又分元阴和元阳。元阳就是命火，是生命之火的原始动力。命火衰弱，生殖器官就失去了温养，自然就会出现出阳痿的现象。

命门火衰型的阳痿常伴有头晕耳鸣、面色㿠白、畏寒肢冷、精神萎靡、腰膝酸软、精薄清冷等病症。因命门火衰是肾阳虚，所以在治疗上要以补肾阳为主。

35岁的秦先生，被阳痿困扰了10年，从25岁～35岁，等于说在男人正年富力强的年纪，他却很痛苦。无奈之下，秦先生决心治好它。会诊时，秦先生说，除了阳痿，他还出现了早泄，每次性爱只能维持一分钟左右。秦先生认为，这一切可能都是前列腺炎造成的，因为他一直"小腹疼痛、睾丸疼痛、腰背酸痛"。最近他还在一家医院做了前列腺微波、导融治疗。其实，很多阳痿、早泄患者大多会伴有前列腺炎。进一步询问，得知秦先生还有手淫史。由此可知，秦先生阳痿与过度耗损肾气，命门火衰有直接关系。

于是，我推荐他使用艾条温和灸关元、肾俞、命门穴，以达到温补肾阳的作用。具体操作时用艾条在每个穴位上灸15～20分钟，每日灸一次，15次为1个疗程。为什么要选这几个穴位来灸呢？

其中，关元穴是任脉穴位，位于脐下3寸，又是足太阳脾经、足少阴肾经、足厥阴肝经与任脉的交会穴。任脉为诸阴之海，为阴经脉气所汇聚。而脾为后天之本，气血生化之源，肾脏也要靠脾运化的水谷精微、气血的滋养才能正常工作。肝为血海，主藏血，没有血液的供应，阴茎是不会勃起的。肾是主管着"二阴"，前阴就是生殖器，后阴就是肛门，所以，阳痿就要找肾脏来治病。

命门穴，一看就知道它和命门之火有关了。命门，意即生命之门，是元气之根本，五脏六腑的本源。《难经三十六难》就说："命门者，诸神精之所舍，原气之所系也，男子以藏精，女子以系胞。"是位于督脉上的穴位。命门穴在左右肾的中间，是督脉的穴位，也是督脉沟通肾经的门户。督脉是阳脉之海，艾灸这个穴位就是给命门"点火"助阳，有补肾壮阳的作用，可以用来治疗阳痿、早泄、遗精、遗尿、畏寒肢冷等肾阳虚衰病证。

肾俞是背俞穴之一。背俞穴是五脏六腑之精气输注于体表的部位，是调节脏腑功能、振奋人体正气的要穴。《类经》中说："十二俞皆通于脏气。"背俞穴都分布在腰背部膀胱经上，各脏腑的背俞穴与相应的脏腑位置基本对应。肾俞穴所处的位置与肾脏所在部位也是对应的，为肾脏之气输通出入之处。因此，肾俞穴对于肾脏的功能有着非常重要的保健作用，对于肾阳虚导致的阳痿有很好的疗效。

经过几个疗程的调理后，秦先生的症状逐渐好转。其实，在阳痿的治疗过程中，除了艾灸外，对心理疏导治疗，并且辅以药物治疗，能更好地达到治疗的最佳效果。夫妻双方在阳痿治疗过程中，都应该建立信心，增强意念观控制，并且保持心理状态的稳定。男性适当放松对性的在意性，不能过分紧张，女方对丈夫的阳痿或者早泄不做急躁厌烦的表示。

丈夫有阳痿早泄，女性一定不要嫌弃，应该配合治疗，并且叮嘱丈夫在治疗过程中及之后的康复中，禁止手淫，节制房事，避免剧烈的性欲冲动，避免用重复性交的方式延长第二次的性交时间，这样有损健康，并不可取。性生活前的情绪对射精的快慢有很大的影响，应该避免忧虑、激动和紧张，要树立信心，配合治疗。妻子要体贴，安慰丈夫，切忌责难和威胁，过分责难和威胁只会达到事与愿违的效果，相信在妻子的帮助下，男性朋友一定能够早日摆脱阳痿带来的痛苦，恢复往日生机。

早泄尴尬，艾灸养阳重振雄风

有人说，早泄是"女人的病"，痛苦的只是女性，这是非常片面的。要知道，早泄的男人有极大的挫折感。如果再不幸听到一句"没用"，那他的自尊心、自信心就备受打击，他的痛苦绝不亚于女性。性是两个人对生活的共同体验，任何一方的不快都会使性生活黯然失色。那么，什么是早泄呢？

早泄是最常见的男子性功能障碍，一般认为阴茎进入阴道之前，正在进入或刚进入不久就发生射精的现象叫做早泄。但不要以为所有的这种现象就一定是早泄，偶尔出现一次或数次射精过早不能认为是病态，比如有些新婚夫妇可能由于缺少性经验，因过于激动或者紧张，很可能出现射精过早的现象。

早泄是一个很大的问题，如果一个男人经常早泄，可能不仅伤害到的是他自己，还能引发夫妻感情不和。经常早泄最易使男人丧失自尊和自信心，进而引发心理问题。患者和其配偶无法享受正常的夫妻生活，不但困扰男性，更关系到夫妻生活的和谐与幸福。男人早泄可能使夫妻感情生活出现裂痕，甚至导致夫妻婚姻关系的破裂。另外，经常早泄还会导致夫妻不能孕育后代。因此出现早泄现象就要治疗，而治疗就必须知道早泄发生的原因。

中医理论认为，肾和早泄的关系最为密切。中医认为肾藏精，主生殖，司精关之开合。什么意思呢？就是说肾在生殖系统中负责藏精、生精的功能，而且还管理释放男子精液的功能。如果先天不足或者手淫、性生活过度，就会造成肾虚，肾虚就会导致释放精液的功能失控，精液排泄失控就会发生早泄。

小李就是一位早泄的受害者，婚前与妻子在一起的最初几年，同房的时间总是特别短。每次行房时，短则动作几下，长则三两分钟就肯定完事。妻子虽不说什么，但小李能感觉到她的强烈不满。小李经常自我安慰：男人开始做爱时没有经验，所以不能坚挺持久。不过，早泄的次数多了，小李愈来愈怀疑自己是真的不行了。于是，他四处寻找医生和药物，急切地希望解决这个问题。

开始时，小李以为是前列腺疾病造成的，于是治了近一个月，没有任何好转。实在无奈，就找到我，寻求中医治疗。咨询后得知，小李婚前有手淫毛病，且经常熬夜，初步诊断他是因为肾阳不足引起的早泄。

像小李这种情况，就要补肾。艾灸就是一种补肾的好办法，一般选取中极、关元、命门、肾俞穴，施灸时用艾条进行温和灸，在每个穴位上灸3～5分钟，每日灸1次就可以很好地改善早泄症状。之所以取这几个穴也是有道理的。

我们知道，"中"就是中心，"极"是到了顶点的意思，像古代新皇帝即位叫登极，这可是到了权力的最高点了。人们常说的登峰造极，也是某个东西到了顶点的意思。中极穴位于人体脐下四寸的任脉上，这里是人体上下、四肢的中心点，而且任脉气血上升到中极穴时已经到了极限，不能再往上升了，所以叫中极穴。

中极穴是任脉上的穴位，而且还是足太阴脾经、足少阴肾经、足厥阴肝经和任脉的交会穴。脾是后天气血生化的源泉，五脏六腑都需要它产生的气血来供养，肾脏自然也需要它的滋养。肝主疏泄，肝气的疏泄功能对全身的气机有调节作用，早泄也是一种疏泄的过程，自然和肝的疏泄功能有关。因此，早泄可以用调肝的方法治疗。肾的功能就不用说了，早泄的产生还不都是肾出了问题？中极穴占据这么重要的穴位要道，自然成了治疗早泄的要穴。

关元穴位于脐下三寸，它和中极穴有很多相似之处。关元穴还有个名字叫大中极，是任脉上的穴位，而且也是任脉和足三阴经的交会穴。从中极穴就能看出足三阴经在治疗早泄中的作用了，这里就不再重复了。关元穴和中极穴相同之处中却有个不同之处——中医学认为关元穴也是人体的中心，但它同时也是男子藏精的地方。《类经图翼》就说："此穴当人身上下、四旁之中，故又名大中极，乃男子藏精、女子蓄血之处。"所以，关元穴是治疗泌尿生殖系统疾病和因正气不足、元阳虚损所致的诸虚百损等疾病的首选要穴，因肾虚导致的生殖系统的疾病——早泄，自然要找关元穴"帮忙"了。

命门就是生命之门。武侠小说或是电影中有一种外家功夫，像铁布衫、金钟罩练成了那就是钢筋铁骨，刀枪不入。但是他们身上总有一处穴道会被人破解，那就是命门。一旦命门被打中了，那这个刀枪不入的高手连受伤的机会都没了，会直接就挂掉。人体的命门穴虽然没有这么夸张的作用，但也是一个非常重要的穴位。

中医学认为，命门是人体的先天之气蕴藏的地方，也是男子藏精的地方。《难经》上就说："两肾之间五脏六腑之本，生命之元，是男子藏精女子系胞之处，称为命门。"而命门中的命门之火，表现的就是肾阳的功效，所以艾灸命门穴就是给命门"煽风点火"补充命门之火，所以就有了补肾壮阳的作用，肾阳虚导致的早泄自然可以治愈了。

肾俞穴是肾脏的背俞穴，在中医学中背俞穴是治疗相关脏腑疾病的

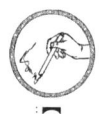

要穴，而肾俞穴自然就是治疗和肾脏有关的疾病了。艾灸是一种温阳补气的治疗方法，所以艾灸肾俞穴就有温补肾阳的作用，就可以治疗肾虚导致的早泄。

所以，艾灸在治疗早泄方面是有一定效果的。当然了，早泄的你不但要积极治疗，在生活上也要注意，比如放松心情，避免心理上对早泄的恐惧。正确认识性生活，了解性交的方法及性反应的过程，不要过度节制性生活，也不要过于频繁地进行性生活，避免过度手淫。在生活中应与性伴侣多进行沟通，消除过于紧张、焦虑的情绪，避免早泄的发生。最后在生活中多注意饮食，避免进食辛辣刺激性的食物，多吃新鲜的蔬菜、水果。

遗精烦恼，肾虚固精用艾灸方

小时候，遗精是很敏感的事，父母们偶尔也交流一下："我儿子'跑马'了。""俺家掌柜的夜里'跑马'了，不是有病吧？"这里的"跑马"就是指遗精，男孩到了十四五岁都会遗精。"跑马"了，父母们是又喜又忧，喜的是儿子长大了，忧的是该如何让孩子正确认识这一现象。

其实，遗精不仅仅专属于青春期，很多成年人也常常会出现遗精。遗精到底是怎么一回事呢？正常的遗精是指没有性生活或仅有意念冲动时精液就自动溢出的现象。睡眠时发生的遗精，叫做"梦遗"，在清醒时刻发生的无手淫或无性交的自发性遗精叫"滑精"。许多人因为缺乏相关的性知识，在出现了"梦遗"现象时，可能会非常紧张、害怕，可能导致晚上害怕睡觉，因为睡觉可能"梦遗"。也不敢和家人讲或找医生咨询，很容易产生严重的心理障碍。

有些人认为遗精是"肾亏""体虚"的表现，自己就乱买补药胡乱"开补"，结果可能把自己给补伤了。"滑遗"现象出现时，也不知道这是否正常，有些人甚至认为自己患了性病，平白给自己添心理负担。

遗精发生时，我们也不要产生"一滴精十滴血"的思想。更不要认为遗精会大伤元气，影响寿命，因为这些都是不科学的。面对遗精要科学、理性对待，就如周恩来总理所说的："要在女孩子来月经之前，男孩子发生首次遗精之前，把科学的性卫生知识告诉他们。"那么遗精到底是不是正常现象呢？这就要看情况了。

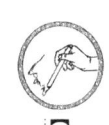

男子两周左右或更长时间出现一次遗精，这些都属于生理现象，不是病，也就不需担心、紧张和害怕了。但是如果一周频繁出现，一夜出现数次遗精现象，或者白天精液流出时伴有神疲乏力，精神不振，这就属于病理性遗精了，这时治疗就成为必需。但是也不用太担心，因为这是可以治愈的。

中医认为，遗精的主要病因在于肾，这是为什么呢？肾主藏精，肾有闭藏精的功能，如果肾气虚衰，闭藏精的功能就会减退，会导致精的无故流失，出现遗精现象。这在中医典籍中就有记录，如隋代太医巢元方编写的《诸病源候论·虚劳失精候》就指出："肾气虚损，不能藏精，故精漏失。"

秦先生，今年25岁，最近经常出现梦遗，起初一个星期1次，没有虚乏的感觉，就没有介意。春节过后，变成了梦遗频繁，有时三四天1次，有时一连二三天梦遗。身倦肢乏，头晕目眩，精神不佳。后来找我诊治，初步断定为肾虚引起，治疗起来自然就要补肾了。

中医治疗肾虚遗精有很多方法，我推荐他使用艾灸穴位的方法。操作也非常简单，只需要用艾炷在中极、曲骨、膏肓、肾俞四个穴位上艾灸，每日1次，每次每穴3～5壮，7天作为1个疗程就可以了。

为什么会选择这几个穴呢？中极穴是任脉和足三阴的交会穴，也就是足太阴脾经、足厥阴肝经、足少阴肾经与任脉的交会穴。所以这个穴位是调节脾、肝、肾功能的要穴，在这个穴位上艾灸可以起到补肾的作用，所以能治疗肾虚遗精。

再如膏肓穴，一看见"膏肓"两字，自然就会想起齐桓公不让扁鹊医治导致"病入膏肓"的故事。在古代"膏"与"肓"被认为是药力达不到的地方，可能很多人还不知道膏肓是个穴位。病入膏肓了，可能是无法治疗了，可是通过膏肓穴却可以治疗许多疾病。唐代药王孙思邈就在他写的《千金方》上说："膏肓能主治虚羸瘦损、五劳七伤及梦遗失精……百病无所不疗。"从这里就能看出膏肓穴治疗"梦遗失精"的效果了。

曲骨穴。曲，隐秘也。骨，肾主之水也。曲骨穴位于腹下部耻骨联合上缘上方凹陷处（即：小腹部，由肚脐从上往下推，会触摸到一个拱形的骨头，这块骨头就是耻骨，在这个拱形边缘中点的位置就是曲骨穴），它和肾俞穴都有强肾补虚的作用。

艾灸补肾气对调理遗精具有很好的效果，秦先生调理了几个疗程后，梦遗的现象逐渐减少了。如果你也有频繁遗精的情况，不妨试试上述方法，也许你的问题就轻松解决了。

前列腺炎，艾灸调整阴阳炎症消

男人强壮，能为女人、为家挡住风雨。可是男人很多时候也很脆弱，比如一些难以言说的小毛病，就能让男人们焦躁不已。在医院我们看到，越来越多前来就诊的患者，无一例外地向医生诉说着自己前列腺方面的烦恼。在男人看来，前列腺就是自己的软肋，会导致一系列"男人病"。

以前患前列腺炎的都是中老年人，可现在却有越来越多年轻人加入其中。最让人担心的是，没有和异性发生过关系，也有不少的前列腺炎患者，由此可见前列腺炎的普遍性了。

可能对很多人来讲，对前列腺没什么概念，那前列腺到底是个什么东西呢？大家都知道，精子它是一坨一坨的，根本无法自由活动，怎么办？用水来稀释它即可，通过水的稀释后，精子便可以像鱼一样在水里面自由活动了，这个"水"是哪儿来的呢？就是由我们这个前列腺分泌的，所以前列腺液是稀释精子并带着精子往前走的一个东西，而前列腺就是分泌这个"水"的器官。

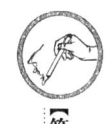

那么，这个器官为什么会发炎呢？中医认为，主要的因素有素体虚弱，肾气不足，或者是经常嗜酒和吃膏梁厚味，使气血凝滞，湿热内蕴；也有可能是房事不节，肾阴亏耗，阴损及阳，而导致肾中阴阳失调发生炎症。

王先生就是一位患有严重前列腺炎的患者。每次小便都很痛苦，疼不说，还总是尿不出来。随着病情的加重和体质的下降，后来又不幸得了胃病。不得已，王先生每顿饭只吃半碗，可还是经常胃痛。问过好多大夫，也吃过好多药，但没有什么有效的办法。

后来找到我，问我中医有什么办法，我建议他试试艾灸。具体的方法就是用艾条灸足三里穴。经过一周治疗后，一天早上小便的时候，王先生忽然发现排尿顺畅了，并且一次排尽。这使他信心大增。此后，在调节饮食起居的同时，他每天按时施灸，从未间断。两个多月后，胃病也有所好转。半年后，王先生的体力和体重也逐渐增加。

从此，王先生便爱上了艾灸，不管是酷热，还是严寒，也不论家里家外有多忙，都无法让他停止灸足三里。以前，写个一二百字的东西会觉得头沉腰酸。可是现在，连续伏案半天，王先生也没有什么不适的感觉了。

其实，灸足三里的方法很简单。足三里位于双侧外膝眼下的凹陷处，艾灸时首先裸露膝盖以下的小腿部位，然后手持燃着的艾条，对准穴位，约距皮肤2～3厘米左右，进行熏烤，以感到局部有温热感而无灼痛为宜，每次每侧足三里灸5～7分钟，至皮肤出现红晕为度。灸时注意不要烫伤。

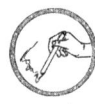

中医学认为，足三里穴为足阳明胃经的穴位，有强壮作用，刺激足三里可提高机体免疫力。所以称足三里穴为保健要穴。足三里穴主治胃痛、下肢痹痛、水肿及虚劳羸瘦等。研究发现，艾灸胃病患者的足三里穴，可调节肌肉收缩，缓解肌肉痉挛。需注意的是，实热证、阴虚发热者及孕妇不适宜此疗法。

前列腺炎除了积极治疗外，日常生活的护理更为重要。因为前列腺炎是一个顽固性的疾病，不易治疗也很容易复发，这就要求在平时多做运动以增强抗病能力。同时注意劳逸结合，防止过度疲劳，不要久坐、久骑车；注意房事有节，同时避免会阴部受潮冷刺激，比如冷水冲洗下部、坐卧潮冷之地下棋打牌、用电风扇长时间吹下部，要勤换内裤，防止尿道感染；在饮食上宜进食易消化的食物，忌食刺激性食物，多饮水，以保持小便通畅，如此才能远离前列腺炎。

第七章

娇嫩当属小儿,艾灸恰逢其时

中医认为，儿童在生长发育过程中，许多脏腑的功能还不够健全，称之为"稚阴稚阳"之体。脏腑娇嫩，形气未充。历代医家对儿童保健都根据这一生理特点提出了许多保健方法，其中之一为艾灸。对儿童实施艾灸疗法，可起到防病保健的作用。

小儿厌食，艾灸让宝宝吃得香

小儿厌食是一种常见的现象，我们经常可以看到这样的画面：宝宝在前面跑，妈妈端着饭碗在后面追。再比如有的电影镜头：小皇帝用膳的时候，山珍海味像走马观灯似的请他过目，却没有一样能引起他的食欲，群臣们着急得像热锅上的蚂蚁，但无计可施。其实，这些都是小儿厌食的表现。相信很多妈妈们的"小皇帝""小公主"，也都会有在各种各样精美的食物面前，表现出无动于衷的情况。

小儿厌食并不是不吃饭那么简单，它与西医说的"精神厌食"非常相似。指小孩不是因为身体不适，或者疾病原因而表现出的一种较长时间食欲不振或者减迟，甚至拒绝吃饭的一种病症。问他饿不饿，多半说不饿，但实际上孩子的脏腑是空的，没有营养的吸收和运化，会严重影响孩子的身体甚至智力的发育。下面我从中医角度来分析一下：

中医认为，脾胃功能失调是导致小儿厌食的重要原因。脾胃同居中焦，是气机升降出入的枢纽。脾主运化，胃主受纳，脾气升则健，胃气降则和。一般而言，消化不良的病变主要在脾；而食欲不振的病变则主要在胃。如果脾胃功能失调，就会纳化失衡，身体就会出毛病，甚至影响到情绪、心理和智力。

现在的孩子大多是独生子女，长辈的惯养会给孩子造成很大的隐患。比如，有的妈妈们片面追求高营养，给孩子吃油腻肥甘的食物；或者纵容孩子长期偏食，满足孩子无穷的零食欲望。殊不知，这些都会造成脾胃不和，从而脾失健运，脾胃受纳运化失职，不能正常熟腐水谷，该吸收的吸收不了，该排出的排不出去，造成宿食停滞，胃不思纳而厌食。脾胃失和的孩子一般会表现出：抗拒饮食或厌食，面色无华，精神尚可。如果强制饮食就会恶心、呕吐、脘腹膨胀、舌质发红等。

小雪是一个天真活泼瘦小的小姑娘，是家人的掌上明珠，每到吃饭的时候看到饭桌上的饭菜就愁眉不展，一口也不想吃。总想着去吃冰箱里的巧克力、方便面、果奶、甜饮料、果汁、冰激凌等等。不管爸爸妈妈怎样劝说她就是吃不下，小雪不吃，妈妈就唠叨，唠叨再不吃，就打。这天正要吃饭，有人找妈妈，妈妈临走时对小雪说好好快吃。可是回来时却发现她一口也没吃，妈妈责问："你为什么不吃？""我就不吃，不想吃这些，一点也不想吃，我讨厌吃这些东西。"小雪回答道。妈妈不明白自己辛辛苦苦花钱又费事做出来的饭孩子为什么不想吃。

其实，孩子不吃饭，一定是身体出问题了，所以打是解决不了问题的。厌食大都是脾胃有问题，针对脾胃功能失调导致的小儿厌食，艾灸足三里是一种简单实用的疗法。具体这样来灸：

调整好孩子的情绪，让他摆出一个比较舒服、能保持安静的体位，妈妈们再点燃艾条，缓缓地在足三里穴上下移动，灸至皮肤稍见红晕为度。艾灸时，一定要保持注意力集中，避免灼伤孩子皮肤。一般每次灸15~20分钟，每天一次，连续一周即可。如果效果不够，则再接着灸，这时每周2~3次就可以了。临床证明,这个灸法的治愈效果非常棒,坚持2~3个月,孩子基本都会恢复正常食欲,而不再厌食。

为什么艾灸疗法如此有效呢?

首先,艾灸本身产生的温热或轻度灼痛的刺激,有通经活络、祛除阴寒的功效,能帮助孩子消除体内的积食,改善脾胃虚弱的状况,从而恢复食欲。

其次,足三里穴是我们人体的保健大穴,它属于胃经要穴,胃是后天之本,主管着运纳。艾灸足三里,能健脾和胃,使胃肠蠕动有力而规律,像搅拌机一样,提高多种消化酶的活力,帮助人体消化,从而增进食欲,让厌食症慢慢消失。这就像我们搅拌豆浆的时候,如果电压不够,黄豆就无法搅碎。而电压充足,机器飞转,出的豆浆也是又快又好。

当然了,对于小儿厌食的调理,也不能单纯依赖艾灸,还必须纠正不良的饮食习惯,如贪吃零食、偏食、挑食、饮食不规律等。注意少进甘肥厚味、生冷干硬的食品,更不能滥服补品、补药等。食物不要过于精细,鼓励厌食的儿童多吃蔬菜及粗粮。如此,才能更有利于对儿童厌食的纠正。

小儿腹泻，艾灸温阳强健脾胃

腹泻又称肠炎，是一种由多种因素引起的疾病。据统计，全世界每年有10亿小儿患腹泻病，导致数百万小儿死亡。腹泻病是许多第三世界国家小儿死亡的主要疾病，即便是在我国，小儿腹泻也是仅次于呼吸道感染的常见病、多发病，在所有小儿疾病中急性胃肠炎并列第二位。很多父母在面对小儿腹泻时，往往束手无策。

说到腹泻，相信每个人都有亲身体会。简单地说，腹泻就是大便次数增多且不成型，稀糊状或水样大便。跟咳嗽一样，腹泻也只是一种症状，一种许多疾病都会引起的症状。而这个症状又会造成危害，这和咳嗽又有点不同。急性腹泻会造成脱水、电解质紊乱、酸中毒等等严重危害。慢性腹泻也会造成营养不良、生长发育障碍等等。所以，小儿腹泻千万不能小觑。

在小儿腹泻中，又以2岁以下的婴幼儿为多见，这是为什么呢？原来，婴儿出生以后，各个脏器和组织都不成熟。就拿婴幼儿消化道来说，胃酸不够酸，分泌的量又少，这会导致杀菌能力的降低。消化酶活性低，分泌少，就会导致消化能力的降低。由于婴幼儿生长迅速，对于能量和营养的需求就高，就会导致胃肠道的负担加重。而神经系统的不协调，就会导致胃肠道功能紊乱。还有胃肠道免疫力低，肠道菌群失调等等，都是婴幼儿容易腹泻的原因。这里只是从小儿自身脏器来分析病因。

中医认为，引起小儿腹泻的病因：一是感受外邪，如果六淫的邪气侵袭身体内部，肺脾就会受到损伤，清阳得不到升降而下陷就会发生泄泻。二是内伤乳食，比如喂养不当，乳食没有节制或者吃了不干净的食物，就会导致胃肠不化水谷，水停为湿，谷反为滞，而成泄泻。三是脾胃虚弱或久病肾阳虚衰，不能运化腐熟水谷，导致泄泻不止。四是暴受惊恐，惊则气乱，恐则气下，清阳不升，下陷则成泄泻。

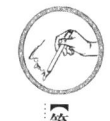

对于诸多病因造成的小儿腹泻，使用艾灸疗法有一定的效果，而且操作起来也很方便。下面我就来具体地介绍一下操作的方法：

艾灸治疗小儿腹泻，主要选神阙和足三里这两个穴位。神阙穴为任脉上的阳穴，有很好的温阳作用，也是人体的长寿大穴。神阙穴的位置很好找，就是肚脐眼正中的位置。足三里是我们人体的一个强壮要穴，也是胃经上的一个主要穴位，他有调理脾胃、补中益气、通经活络、扶正祛邪的功能。

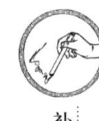

那么，足三里在什么位置呢？足三里在我们的外膝眼下3寸的位置，用自己的四个手指，从外膝眼往下量，然后找到胫骨最高的那条线叫胫骨前脊，找到外膝眼下3寸后往胫骨前脊外侧量出一横指的距离，就是足三里了。

用这两个穴来治疗小儿腹泻时，可以在神阙和足三里直接用温和灸，也可以加一些中药，取丁香、木香各10克，肉桂5克磨成粉，然后用黄酒调和，做成大约2分硬币大的药饼，在药饼上扎几个小眼，敷在小儿的肚脐上，再把艾炷放在药饼上点燃即可。艾灸时，要时常用手探摸一下肚脐周围的皮肤，如果觉得烫手，要先把药饼和艾炷拿开一段时间，以免烫伤。

需要提醒的是，小儿皮肤本就娇弱，肚脐的皮肤更薄，艾灸时一定要注意时间和温度，为防止皮肤受伤，时间不要太长。一般来说，神阙和足三里每个穴位每次灸10分钟就可以了，如果是用艾炷灸，每次灸1~3炷就可以了。

除了给小儿艾灸治疗腹泻，我们还可以通过擦八髎穴来辅助调理，八髎穴就在后面骶骨的上面。擦八髎穴时，不用特意去找那八个小孔，只要是找准了骶骨以后，从孩子的尾骨尖沿着骶骨往上推，这就叫擦八。一般来说，每次擦30~60次左右就可以，由于儿童皮肤比较细嫩，所以给孩子推八髎前，最好擦一些护肤霜。

小儿尿床，艾灸固摄肾阳止遗尿

提到小儿尿床，很多妈妈都会很关心。一般的小儿，经过有意识培养良好的排尿习惯，随着生理慢慢成熟，在3～4岁就能很好地控制，不再尿床。但如果到了5岁还经常尿床，并且每个月达到两次以上。相信很多母亲都会开始着急了。而且这并不少见，如果不加以治疗，很多孩子都十几岁了还会尿床，甚至影响上学，身心健康受到严重的影响。

形成尿床的因素有很多，有些是心理因素，有些是育儿不当，但见得最多的是肾虚。这类体质的宝宝还常常伴有发育迟缓、怕冷、容易腹泻等症状，可以用艾灸，从调理肾脏入手。

我调理过一个男孩，已经8岁了，白天没有任何异常。但到了晚上，只要他父母没有及时叫他，他就会尿床，一个星期至少三五次。宝宝毕竟长大了，虽然当时不知道，但第二天父母会说，自己就会不好意思，而且晚上也睡不好，非常不舒服。他爸爸妈妈很着急，到医院诊治，吃了很多药，甚至偏方也尝试过，但都不管用。

说实话，我用艾灸给人调理的病案很多，每次遇到一个患者都会认真对待，对待小儿，更是小心呵护。这宝贝胆子小，他母亲说每次说要去医院都很害怕，所以，为了避免孩子紧张，我先给他在他妈妈身上演示一下，然后再给他做，大约十几分钟，就明显感觉到他完全放松了，而且看起来很享受。

这样，连续做了两次，第三天，他妈妈打电话说孩子连续两天都没有尿床。

很多宝妈看到这会很好奇，到底灸哪里？怎么灸？说个艾灸方，当然，这个方法是经过临床试验的，效果一般会达到80%。只需要选择两个穴位，一个是百会，另外一个就是关元。百会使用隔姜灸，关元使用隔附子饼灸。每个穴位艾灸30分钟，10次为1个疗程。

方法虽然简单，但我们看时间并不短，而且有药物的介入，所以效果格外好。而选取百会可提神健脑，增强收摄之功，增强神经系统功能。灸关元则以固本为目的，增强肾功能，而肾司膀胱开合，肾气一足，膀胱开合自然就被管理得很好。

我让她继续带孩子来做。大约坚持了一周，效果一直都很好。但第二周，他又尿床了，他母亲很担心，怕艾灸也没效果。我告诉她，通过诊断来看，这孩子以肾虚为主，前几天症状缓解就说明有效果了，艾灸调理的最大特点，就是好转反应。比如说病症反复，这也是身体在进行自我调理的反应。只需要坚持就一定能有更好的效果。坚持了两个疗程，疗程间休息了两天，孩子一年内尿床的毛病就基本改善了。

很多妈妈不知道隔姜灸、隔附子饼灸怎么做，其实很简单。隔姜灸只需要将姜切成厚为0.3cm的薄片，用牙签或者针扎上眼就可以。再给大家说一下附子饼如何做，这个也简单。到药店买点附子，打成粉，加适量水，放一点凡士林，做成软硬适度、大小适宜的饼状，扎上孔即可使用。（附子有毒，一定要注意存放好，避免小儿直接接触）

当然，如果妈妈在家里操作，直接用温和灸也可以，每个穴位每次艾灸10~15分钟，最好使用含有吴茱萸等补肾中药的药艾条，药物会循经走药，效果会更好。

小儿汗症，用艾火来调理气虚阳虚

有过孩子的父母应该都很清楚，很多孩子在睡觉时往往容易出汗，不是头发湿了，就是衣服湿了。这时候，很多父母都认为是不是穿多了，或者盖得太厚了。也有的孩子在平日里玩耍，只要稍微一活动，就汗出不止……

其实，这些情况很大程度上都是小儿汗症，它是指不正常出汗的一种病症。也就是说小儿在安静的状态下，日常环境中，全身或局部出汗过多，甚则大汗淋漓，一般多发生在5岁以下的小儿。

当然了，小儿容易出汗不需要过于担心，因为汗是由皮肤排出的一种津液，汗液能润泽皮肤、调和营卫、清除废秽。小儿由于形气未充，腠理疏薄，在日常生活中，如果天气炎热，或衣被过厚，或剧烈运动，都比较容易出汗，如果没有其他疾苦，不属于病态。

小儿汗症有自汗和盗汗的区别，睡觉的时候出汗，醒来的时候汗停止称为盗汗。但是，不论是白天还是晚上，没有缘故地出汗，就是自汗了。小儿汗症是什么原因呢？

我们知道，汗是人体的五液之一，是由阳气蒸化而来的。《素问阴阳别论》就说："阳加于阴，谓之汗。"心主血，汗为心之液，阳为卫气，阴为营血，阴阳平衡，营卫调和，则津液内敛。反之，如果阴阳脏腑气血失调，营卫不和，卫阳不固，腠理开阖不利，则汗液外泄。《医宗金鉴》也说："自汗属阳有虚实，或因胃热或表虚，睡中盗汗为阴弱，心虚血热随证医。"也就是说自汗属阳虚，盗汗属阴虚，为汗液外泄失常的病症。

那么，小儿多汗怎么来调理呢？这里我给大家介绍一个案例：

振振是叶女士的宝贝儿子，可是最近她发现儿子玩耍后头上及身上老爱出汗，睡觉时也出汗。平时看起来面色少华，虽然精神尚可，但是

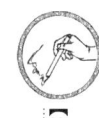

舌苔薄白，脉细数。后来我给他做了血沉、血常规、抗"0"、X线胸片检查等均无异常，排除了结核病，进一步诊断为自汗、盗汗。叶女士问我该怎么调理，我推荐她使用中医艾灸疗法，她欣然接受了。

于是，我给振振进行了艾灸，具体操作是取神阙、涌泉（双）穴。让小儿平卧，用药艾条1根，在神阙穴、双侧涌泉穴悬灸10分钟，艾火与穴位之间距离4～10cm。每天1次，10次为1疗程。并嘱咐叶女士回家待小儿睡着后，自行给他进行艾灸。就这样灸了10次后，振振的盗汗、自汗渐渐好转了，半年后追访无复发，1年后追访患者面色红润，精神抖擞。

神阙穴位于人体之中央，其上为阳，其下为阴，介于阴阳二者之间，得天独厚，艾灸神阙穴能调和阴阳、扶正祛邪；涌泉穴位于足底前部凹陷当第2、3足趾趾缝纹头端与足跟连线的前1/3处，为全身俞穴的最下部，是肾经的首穴。《灵枢·本输篇》说："肾出于涌泉，涌泉者，足心也，为井木。"意思是说：肾经之气犹如源泉之水，来源于足下，涌出灌溉周身四肢各处。因艾灸涌泉穴能让人肾精充足，固护阳气。

除了艾灸之外，父母对患自汗的孩子应加强护理，勤换衣被，并随时用柔软干净的布擦身，以保持皮肤干爽。不要直接吹风，以免感冒。多给孩子饮水，给他吃清淡易消化的东西，不要吃辛辣肥甘的食物。

第八章

百病灸一灸,病随艾烟走

艾灸疗法是祖国医学宝库中一颗灿烂夺目的明珠。从"药之不到，针之不及，宜灸之"这句流传甚广的医学名言中，我们可以看到艾灸这种疗法在传统医学中的地位。确实，很多种的疾病，都可以利用艾灸来进行治疗与调理。肩颈麻木酸疼时，灸上一时半会儿就能让人如释重负；痛经闭经时候，一根点燃的艾条就会让疼痛烟消云散；手脚冰凉时，三不五时灸上一灸，就能暖从心生，温热全身……一根小小的艾条，如同万能钥匙一般，随时灸上一灸，就能开启健康的大门。

血脂血压高，艾灸去除阳虚病根

血脂高与血压高，是现代人的一种通病。这与现代饮食结构改变，食用高脂食品与过多食入油密切相关。比如在外吃饭，餐馆所做的各种炒菜，用筷子把菜夹起来之后，放在盘子上面会顺着筷子向下滴油。吃过的菜盘子，上面都留有一层厚厚的油，特别是吃过饭之后，感觉从嘴角到嘴唇上都是黏糊糊的，总是擦不干净似的。这些都是过于油腻的饮食表现，是非常不健康的。

血脂升高，等于把这些过多的油脂注入人体血管之内一样。你想，血管中运行的应该是红色血液，现在把这么多的油注入血管内，不仅增加了血管内的黏稠度，同时还降低了血液运行的速度，无形中增加了心脏的负担。

我们知道，血液占人体总重量的7%左右，假如50千克体重的人，血管内液大约有3.5千克，有5000毫升左右；因为心脏之火力，像一个抽水机的泵一样，是推动血液运行的动力源泉，本来我们的心脏每天跳动10

万次左右，推动着我们体内的血液每分钟要绕行身体内运行3周，也就是我们身体内的血液每20秒就周流全身一次。而我们血管最大的是动脉，它的直径几乎与一条橡胶管相差未几，而小的微血管则十分细小，它的直径只有一根头发的1／10这么细，人体内血管总的长度，加在一起可以围绕地球2圈。

　　试想，在这样的环境下，如果我们的血管内增加了这么多油脂与垃圾，不仅令血管变得狭窄，还会因油脂黏稠而使血液运行的阻力增大。心脏大约只有1.7瓦功率，推动我们身体中正常血管内流动的血液还行，现在由于血管的狭窄与阻力增加，心脏只有加大马力才能推动血管内血液的运行。超负荷的心脏跳动，需要增加心脏火力与阳气才行，因此时间久了心脏就会疲惫不堪，就像是百米运动员一样，高速度猛跑，短时间可以，长期这样运动是要命的，因为加压后的心脏之火，会导致肾中阳气的过度消耗，引起阳虚而诱发一系列问题出现，比如高血压会相伴而来。

　　由于过多地食入高脂食品或油类食物，不仅使我们身体内的血脂升高，这些在体内血管中运行的油脂，还会沉积在运行的血管壁上。就像是在道路上行走的拉垃圾的车辆一样，由于装载过满跑得太快，车上面的垃圾也有的会掉落在道路上，影响别人的行走与通行。这些在体内过多的油脂，还会顺着血管渗透到人体组织间隙，由于油脂具有阴寒之性，并有水湿向下的特性，加之"物以类聚，人以群分"，也就是阴寒之性的油脂在体内也具同气相求之理，会在人体阴气最盛的地方积聚起来。人体哪里阴气最盛呢？中医学认为脾为太阴经之脏，太阴脾脏在人体腹部为至阴之处，也就是说太阴、至阴都是人体内阴气最盛的部位。依据同气相求之理，这些多余的油脂最容易积聚在腹部，这样就出现了肚大如球、啤酒肚。

由于血脂升高之后，不仅血管内污染严重，同时垃圾沉积在血管内部使血管变得狭窄，通行速度与力度都会因此发生改变。加之血管外的脂肪堆积，在外面也会挤压血管，使血管内径变得更加狭窄。由于人体血管不仅细，而且很长，在很长的血管远端，加之来自血管内外的影响，使其运行变缓，导致血液运行之时困难重重。幸运的是，人体内具有很好的自身调节功能，要想使足够的血液流到血管最为细小狭窄的地方，方法只有一个，那就是提高心脏的火力、压力，使抽血泵提高能力，来达到对自身远端血管供血的需要，这种提高心脏压力与火力的后果，最终导致的是血压升高。

血压升高该如何降压呢？服用西药是很多人的选择，然而需要长期坚持并且无法治愈。因为远端的血管供血不能及时满足其局部的需要，大脑中枢司令部会发出一个指令，指示心脏你要给我使劲地加压，才能把血液送往远端，而西药只能暂时不让心脏射血量过多、压力过高，但无法停止大脑针对心脏发出的指令，只要西药药劲儿一下去，这种指令只要存在，血压还会继续升高，导致西药治疗的只是继发性高血压，终生服药也无法治愈原发性高血压。同时，由于心脏过度消耗火力与阳气，最终出现心脏阳虚火衰而形成恶性循环。

中医学在降压降脂上有自己独特的方法，除了积极扶持心脏阳气与火力的同时，不让心脏因阳衰火弱而疲惫不堪，并积极把影响周围血管狭窄的因素去除掉，解除了大脑对心脏发出升高火力与压力的指令，这样才能最终使人体血压恢复正常。火神派扶阳学术思想与养生理念，就是扶助人体之阳气。因为阳气盛了，就能把人体内过多的油脂阴寒之气给燃烧掉，使人轻装上阵，这样我们的身体才能够机动灵活，血脂高与血压高就会离我们而去。

扶助阳气最好的办法就是艾灸，高血压我们可以用艾卷悬灸足三里、绝骨穴，每次取一穴双侧，灸20分钟。两穴交替，每日一次。待血压稳定于正常水平后，改为每周2～3次。或灸涌泉穴，每日一次，每次10～15分钟，血压稳定后改为每周2～3次，巩固疗效；高血脂可以选取足三里、悬钟穴进行温和灸，施灸时点燃艾条，对准穴位，距皮肤1.5～3厘米，以感到施灸处温热、舒适为度，每日灸1次，每次灸3～5壮。

此外，艾灸的同时最好加强生活和饮食管理，控制热量摄入，适当增加活动量。进食热量过多，多余的热量就会以脂肪的形式储存在体内，使血脂和血压升高。所以，应以限制脂肪为主，多吃富含钙、钾的食物，以促进体内钠盐的排泄，调整细胞内钠与钙的比值，降低血管的紧张性，维护动脉血管正常的舒缩反应，保护心脏；适度运动，能有效地增加内源性热原质，增加身体热度，加速体内脂肪、糖和蛋白质的分解，有利于冲刷血管壁上的沉积物，又可使血脂的分解加速，从而防止高血压、高脂血症，延缓各脏器的衰老。

腰酸背痛，艾灸有效驱赶寒邪

说到疼痛，中医学认为："不通则痛，因寒则痛。"因为寒气盛，寒则收引，筋脉就无法正常收缩，人体活动之时筋脉就像是弹簧一样，无法伸展，硬拉弹簧发声响就类似我们的疼痛。就像我们冬天从温暖的室内走到冰天雪地室外时，身体因寒冷而有一种收缩感。或是全身有发抖的感觉，这都是寒冷导致的，就像是冬天的水一样，因寒冷结冰而不能流通。

认识疼痛，如果从这两个字着手，那我们就更明白疼痛究竟是什么意思了。疼，外面一个病字，里面是一个冬天的"冬"，冬天就是寒，也就是说"疼"是因为人生病受寒的意思。"痛"字呢？外面一个病字，里面是一个"甬"字，甬字的原意是道路，在病字旁里，说明道路因病而不通了。所以说，从"疼痛"两个字中，我们就能够知道，疼痛是因寒导致的筋脉经络不通所致，所以才会出现疼痛。

疼痛是所有疾病中涉及面最为广泛的，几乎"病"都离不开"疼痛"二字。比如感冒发热，浑身疼痛得像捆住了一样；脖子扭伤那疼痛与难受的程度，恐怕不少人都有亲身体会；胸部心前区疼痛，冠心病发作起来，疼痛伴有压榨与濒死感；右胁下的胆囊炎，反复发作性疼痛，几乎能伴随人们的一生；女人们的妇科疾病导致的疼痛，以痛经每月发作更为常见；现代人长期久坐导致的腰酸背痛，更是长期伴随人们左右。

这里我们就重点说说腰酸背痛，为什么背部和腰部容易出现疼痛呢？

我们知道，背部的督脉是人体阳脉之汇，也就是说人体阳气聚积最集中的地方，随着年龄的增长，人体的阳气逐渐在减弱。正如中医学古籍《黄帝内经》中所说："年过四十，阴气自半。"既然是阴气自半，那么阳气也只剩下了一半，只有50%的阳气，运行筋脉与经络的速度，总是不能通畅。加之人睡眠之时长时间卧床，阴寒水湿之气总是向下沉聚之特点，湿寒便会积聚在人体睡眠时最低的腰背部处。因而腰腿疼痛不仅十分常见，同时还有全身骨骼与关节疼痛，都与肾阳亏损、骨质磨损变形有关。所以说，扶助阳气，疏理气血之法，对于腰酸背痛会有比较好的效果。

由于久病疼痛缠身，浑身都不舒服，为了应付疼痛给人体带来的折磨，各种各样的西药止痛剂成了疼痛治疗的首选。止痛药一服，疼痛迅速得到缓解，能从疼痛中解脱出来真是一种令人兴奋的好事情。可是，长期服这些药物的人们却不知，止痛剂的危害相当严重。

比如常用的止痛片不仅会对胃产生不良刺激，同时能降低人体的温度，降低人体的体温就大量地削弱了人体之阳气，等于把人体的阳气白白地给消耗掉了。激素也是一种对于疼痛有效的药物，长期反复用激素来止痛，就等于把肾中的精气提前给预支应用到不应该用的地方，因为精气是深藏在肾中的，其缓慢地释放出阳气，是用来温养我们生命的，是我们一生能慢慢享用的宝贝，现在为了止痛提前把其支付出来，等于透支了我们的阳气与生命，可谓得不偿失。

不过话又说回来了，并非是止痛剂都不能使用。服用止痛剂，只能作为一种应急的措施，而不能长期服用。止痛剂都是人工合成品，是自然界里没有的东西，人们长期服用这些药物，其弊端是显而易见的，特别是它们都能使体温下降。由于体温降低与阳气衰弱会带来其他的伴发病，所以要防止因疼痛服药而形成恶性循环。

西药不行，我们就要用中医的方法来治疗。前面我们讲过了，疼痛大都是寒冷引起的，寒邪耗损阳气，以致发生疼痛。这里，我们可以用艾灸来调理，因为艾是纯阳之物。艾灸能祛除寒气，温补阳气。对于身体不同部位的疼痛，通过艾灸相应的穴位，能起到活血化瘀、驱除寒邪的作用，从而治愈病痛。

轩先生是一位杂志社的总编，由于长期久坐，腰酸背痛有十几年了，用了很多办法也没治好。后来无意间听说了艾灸，就开始进行艾灸治疗。具体他是这么做的：在网上买了9个连罐的艾灸罐和艾炷，每天绑在后背上施灸，开始就是感觉热，挺温暖的，时间控制在1～2个小时。灸了几天后开始起水泡，水泡处会痒，于是就叫家人在水泡处拔罐，拔出来的都是黄水和血水，拔罐后就不痒了。就这样反复几次，疼痛竟然痊愈了。

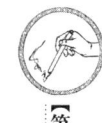

由此可见，艾灸治疗腰酸背痛是很有效果的。但不一定非要灸出水泡，因为有些人发生灸疮是很难愈合的。如果你也腰酸背痛，不妨试试艾灸，让艾灸补足你身体的阳气，驱除体内的寒邪，还你健康的身体。

阳虚心火弱，艾灸抑制心脏疾病

心脏是我们生命的动力，从我们出生的那一天起，到我们的生命结束之时，一天也没有休息的时候，它也是有使用寿命的。你知道一个健全的心脏，每天泵出的血液是多少吗？6～8吨，这是一个令人相当震惊的数字。在我们一生中，心脏大约要抽送100万桶的血液，总数量足以装满超过3艘超级油轮。

从中我们可以得知，心脏如同一台抽水机的泵一样，需要消耗电能才能工作，才能抽动血液使其周流不息，而身体所消耗的电就是我们身体中的元气、阳气。元气与阳气，也是有气数的，抽动这么重的血液，它也会有疲劳与生病的时候。特别是中医火神派扶阳理念认为，许多内伤杂病的发生、发展与愈后，都与心脏阳气的盛衰与火力的大小密切相关。

另外，随着年龄的增长，心脏病的发病率与死亡率都在逐渐增高。为什么会出现这种现象？因为阳气随着年龄而减弱，阴气渐长，心脏为火脏，中医学认为其为阳中之太阳，也就是说类似我们身体中的太阳一样。正如火神派创始人郑钦安所说的，但凡是内伤杂病，首当其冲就是心阳衰弱，由此导致了一系列疾病，甚至是致死的主要原因。正如官方调查统计发现，心脏病是人类健康的头号杀手，全世界1/3的人的死因是心脏病引发的，而急性心肌梗死是主要死因，我国每年急性心肌梗死发生率约200万例。

特别是到了寒冬的季节，是心脏病的"高发季节"。因为这个季节外界阴寒气盛，寒易伤人体之阳气，心脏乃火热之处，心脏火热力量不足，阳气微弱，外寒过重，更容易伤及心脏之阳气，阳伤心火弱，就会导致人体火衰而急剧发病。据资料报道，我国每年有54.4万人死于心脏性猝死。心脏病，以前是老年人群多发的疾病，因为老年人阳气虚衰而易于发病，现如今却成了很常见的疾病。

仅就北京地区调查结果显示，在最近的15年中，35～44岁男性心肌梗死病死率增加了154%。我国心脏病高危险人群，正从老年人向中青年人转移。是什么原因让心脏之火给悄悄偷袭了呢？这就是我们生活中的不良习惯，导致年纪轻轻的就阳气不足。正如网络上的一句戏言所说：80%的现代人都阳气不足——万病皆损于一元阳气。比如人的身体好比是一个银行，阳气就像是我们流通使用的货币。今天多透支一点，明天透支再多一点，日积月累，银行就不干了。当我们的身体健康不断被透支时，身体就会告诉你哪里不舒服了，腰疼、背疼、落枕、感冒、亚健康等，都是身体在提醒你，你的阳气不足了。

人的生命透支了，等于是阳气提前用完了，如果再不及时补充的话，我们的生命就有可能遭到重创，甚至阳气突然衰竭导致死亡。死亡等于我们父母所给的这一罐元气，在突然间爆炸了一样，阳气在瞬间给燃烧完。本来这罐元气是供我们一辈子慢慢享用的，现在提前用完了，人的阳气用完，生命就结束了。

你可知道，我们的心脏每天跳动10万次左右，一刻钟也不能休息。所以说，我们应该小心地呵护这一颗永远不知疲惫跳动的心脏，让心中之火有规律地慢慢燃烧。中医学认为的心，不仅仅指心脏这个有形态的发动机，这个心还是神的家园，更是精神的寄托。因为当我们心情郁闷或是非常难过的时候，心这里也会感到十分的不适或难受，这是大家都有过的经验与体会。

心脏是火力最为旺盛的地方，无时无刻不需要阳气的供应，心一刻不停地跳动，如同火焰一样。火在自然界是无形的，在我们身体之内，它不仅能温暖身体，使我们的眼睛能看到这个色彩斑斓的花花世界，人体内的机能活动等，每一点一滴的功能与代谢，只要是有动的地方与有温度的地方，都是靠火与热的作用。

中医学认为，心脏不仅是火热的动力，同时还是体内至高无上的长官，称之为"心者，君主之官，神明出焉"。神明是什么呢？神明就是人的生命在外界的流露。如我们看到一个年轻人，精气神很充足，充满阳光灿烂的状态，就知道这个年轻人的火力旺盛、阳气充足。因为中医学认为，精藏在肾中，神藏在心中，而气呢？正是由于肾中精气转化为阳气蒸腾气化之后，从我们的身体中流露出来了，特别是双眼是人们心灵的窗口。因眼在中医学归肝，肝开窍于目，而目中之精气，则是通过肾精化水生肝木，肝木能生心火，火的旺盛与否，看一看心灵的窗口——眼就知道了。

所以说，一个年迈的老年人，往往目光呆滞、双眼无神，这就是火力不足、阳气虚弱之表现。同时，我们的精神对全身影响也很大，因为身体有任何一点不适，我们就会有反应，这就是神明的感觉。及时感觉到身体中任何一点一滴的不适与异样的感受，只有采取有效的应对方法，才能拥有健康的身体。

对于阳虚心火弱导致的心脏疾病，要如何应对呢？艾灸养阳可以抑制心脏疾病的发生。比如在治疗心绞痛、心肌梗死发作时，需立即灸左乳头四周，疼痛可迅速缓解，这就是局部施灸。

艾灸治疗心脏疾患，我建议灸局部和心俞、厥阴俞、膏肓、膻中、中脘、内关、神门。腹部和背部的穴位灸30分钟至1个小时，肢体灸10~20分钟。一天灸不完，可以每天选几个穴位艾灸。

在施灸的过程中，每个人的反应不一样。所以在施灸的时间上也要自己掌握，不要太机械。如果感觉这个部位很舒服，那么可以多灸一会儿，如果感觉这个施灸部位有点难受，就移动一下。尤其是艾灸治疗心脏疾患，往往开始时会有心脏部位的隐隐不适，这时要常移动艾灸盒，逐渐往不适点靠拢，逐渐达到适应的程度。坚持施灸，心脏疾病就会离我们而去。

滥用药物伤阳，感冒还需艾灸调

一般来说，感冒是自限性疾病，即使不给予任何特别的治疗，一周左右就可痊愈。但临床上经常见到感冒两周以上的患者来求医，甚至是一个月以上，有的还出现反复。本来是一个星期可以自愈的疾病，为什么拖拖拉拉这么久还不肯罢休呢？

大多数人可能都知道，感冒是由于病毒感染引起的，也正是这个病毒的"毒"字让人们联想到"清热""消炎"等名词，引得人们"很自觉地"大量使用清热解毒中药、抗生素来治疗感冒。实际上，中医将感冒分为寒、热两大类，只有热性的感冒才需要用清热解毒和解表的中药结合起来治疗，寒性感冒用清热解毒药物治疗，只会加重病情或延长病程。

寒性感冒怕冷较重，伴有四肢酸痛、鼻塞、流清涕、咽喉痒而咳嗽、痰清稀，用解表散寒的方法治疗。热性感冒患者热感较重，甚至发烧，口干微渴，咽喉红痛，咳嗽咯痰黄稠，宜用解表清热的方法治疗。将感冒后的自我感觉与上述基本标准对照，就能初步分出寒性感冒或热性感冒来。

感冒除有寒、热之分外，还有虚、实之辨，在虚证中又有气虚、血虚、阴虚、阳虚的不同，辨证起来稍微复杂，治疗方法也不一样，可找有经验的医生帮助。就临床发生比例来说，寒性感冒多于热性感冒，不能不加分辨地用清热解毒药来治疗感冒。

另外，感冒大部分是由于病毒引起的，抗生素只能抑制杀灭细菌而不能奈何病毒，所以对单纯感冒来说用抗生素是不合适的，除非有并发的细菌感染。从中医理论分析，抗生素属于"寒性"，容易导致患者胃口差、面色青，如同清热解毒药一样，在感冒时不要滥用。有些患者连续、反复几星期服用多种抗生素治疗感冒的行为，实在是有害无益。

所以，治疗感冒的药物服用一般不超过一个星期。热性感冒用清热解毒药物治疗时间不需太久，药量也不要太重，否则感冒会由热转寒，日久还会损伤阳气使感冒反复不愈。

那么，既然药物治疗感冒有这么多副作用，有没有一种更为安全的治疗方法呢？当然有，艾灸调理就是不错的选择。使用艾灸治疗感冒是一种非常经济且有效的方法，熟练使用艾灸的朋友甚至可以在家独立完成治疗，非常方便。

方法也很简单，感冒我们一般取大椎、合谷、风池、风府穴。施灸时将艾条点燃后，悬于各个穴位之上熏烤，艾火距离的远近皮肤应适宜，既要有温热舒服的感觉，又不可伤到皮肤。每次每穴施灸10分钟左右即可。具体取穴如下：

大椎穴在颈后正中线上，第七颈椎棘突下。大椎是督脉与诸阳经之会，主一身之阳气，有升阳强壮的作用，为强壮保健要穴之一。主治发热、感冒、疟疾、急慢性支气管炎、支气管哮喘、肺结核、精神分裂症、癫痫及阳气不足引起的四肢发凉、肩背冷痛、身体虚弱等。

合谷穴，即我们俗称的虎口。感冒时灸合谷对鼻塞流清涕特别有效。需要注意的是，如果左鼻塞则灸右合谷，右鼻塞则灸左合谷。

风池穴，从耳后骨突下缘向后摸，可以摸到一个凹陷，这就是风池穴，左右各一个。风池穴为人体足少阳胆经上的重要腧穴之一，主治头痛、头重脚轻、眼睛疲劳、颈部酸痛、落枕、失眠等。灸之可解表散寒，治感冒引起的头项疼痛。此穴有头发覆盖，所以艾条需稍远点。

风府穴，取穴时，顺着后脑勺往下摸到凹陷处，这就是风府穴。风府穴是人体督脉上重要的穴道之一，主治头痛、眩晕、项强等头项病症。感冒灸之可解表散寒，缓解感冒引起的颈项强直。此穴有头发覆盖，所以艾条需稍远点。

最后要说的是，人体有一套非常完善的反应系统。从中医角度来讲，它可以调节人体的平衡来自动对抗各种疾病，我们所需要做的工作就是协助这套反应系统的工作。在患感冒的过程中，除了艾灸，还应注意休息、多喝水、适当增加营养和维生素，对这套系统支持。感冒时，可以适当喝些去掉油腻的鸡汤或肉汤以增强抵抗力，这样在感冒的后期，人体的调节、反应系统会将身体的阴阳平衡调节到正常状态。

阳虚肿瘤，艾灸有效缓解病情

说到肿瘤，很多人都心有余悸，其实肿瘤并没有那么可怕。据美国科学家曾经作的一个调查研究显示：给一部分65～80岁这个年龄阶段正常死亡的老人做尸体解剖，解剖的结果是，这些人全部都患有肿瘤，有的肿瘤，竟然有拳头大小，10厘米左右，可生前这些并没有因为肿瘤而就诊或治疗过。说明什么问题呢？说明肿瘤在与人体和平相处的年代里，只要你不去进行一些危害它的措施，也许它的存在对你并不会产生什么大的影响。

相反地，西医对肿瘤一般是放疗和化疗，这样的治疗对人体的伤害是很大的。因为这些药物不单纯是针对肿瘤的，它们是敌我不分的，当药物进入体内，可以说是宁可错杀一千，不能漏掉一个。这些抗癌药物也要对症，如果不对症，即使用得再多，对肿瘤也是没有作用的。很多肿瘤患者,由于长期服药,机体已经对药物产生了耐药性,很多药物已经无法对付肿瘤了,所以就要求我们生产出更强的抗肿瘤药物。如果药物不对症,即使放化疗也不能控制肿瘤复制的速度,一个可以复制两个,两个可以复制四个,甚至可以迅速播散到全身各个部位,直至把身体搞垮。

已故著名火神派医家李可老中医曾说过:"肿瘤,你根本就不用管它。身体的五脏六腑,哪一经有问题,偏颇了,你就调理哪里,调整过来就没事了。肿瘤患者多数都是被折腾死的,吓死的……"说明什么问题呢?说明只要我们充分认识肿瘤的形成过程,从根本上解决其形成的过程,那么肿瘤与癌症就有治疗好的希望。

肿瘤在体内是如何形成的呢?李可老中医认为:"肿瘤的病因,凡一处阳气不到便是病。阳化气,阴成形,阳气不能疏布,阴寒得以凝聚是肿瘤的基本病理根据。"肿瘤的形成,就是因为人体内阳气不足,阳气不足,体内阴霾弥漫,湿气太盛,阳光无法照射到的地方,就会聚积很多的杂物滋生。这就是说"人身各处,但凡一处阳气不到便是病"的道理所在。因为阳虚之后,人体体温会降低,而肿瘤癌细胞在35℃的温度下,增殖最为活跃,当温度升高之后这些癌细胞就无法繁殖。因此,不治之症并非癌症,而是低体温病。这与中医学认为的"阳化气,阴成形"论断是不谋而合的。

肿瘤是有形之物体,是因为阳气虚弱之后,人体的免疫功能随之下降,免疫功能下降直接导致人体对于体内免疫监测与清除能力下降,不能及时清除体内之垃圾与废物,使这些体内的异物得以自行生长与发展。这些异常增生之物质——肿瘤,其本质乃是阴水之物。就如同水蒸气、水、冰本来是一物,水在正常情况下它是液态,在人体内随阳气的推动而周流不息,在阳气蒸腾下它又可变为水蒸气,汽化之后的水蒸气又直接随三焦的气化功能，参与通调人体水的代谢与排泄过程。如果人体内阳气虚弱之后，体内寒气偏重，可以使这些体内之水冻结成为冰，冰为同态有形之物，寒气越重，阳气越弱，水湿聚积就越多，水越多其形成的冻结成冰的体积就越大。

所以说，肿瘤是一种固态有形之物体，是阳气不足后的一种产物。火神派扶阳学术思想认为，"阳气不到之处，便是阴寒水湿积聚之处"，就是这种意思。

由此可知，肿瘤乃是我们自己身体内部培养出来的祸。这就如同一棵树上结出了有毒的果子，西医的方法就是把有毒的果子摘光，实在不行把树叶也给弄掉，再不行了就把整棵树木连根拔起。可问题是再生长出来的树木它仍然要结出毒果子。这说明结出毒果子的树，不在于树本身，而在于这片生长树木的土地有了问题，这个地区的土壤、雨水、空气出了问题，这些外界的环境因素条件决定了要长出这样的果子。

中医治疗肿瘤的原则是"和谐哲学"，与肿瘤和平相处，改变导致肿瘤生长的人体内环境。使其生长成了无源之水，它自然就无法生存，自行消散。而火神派扶阳学术思想与养生观念，都是用扶阳助阳温阳的方法与药物，给人体内的阳光火力助一臂之力，添柴加火，让你自己去驱散阴霾。阳光灿烂与春光明媚，自然会把乌云给拨开，把气血运行道路中的障碍与垃圾，及时地消除与运走，肿瘤自无生存之理。

那么，中医如何治疗肿瘤呢？方法很多，艾灸就是值得一试的，因为艾灸就是给全身或身体某个部位加热，使癌细胞消散的方法。这种方法与火神派扶阳学术思想与保健养生应用给人体增热助阳的方法，去消散人体内肿瘤局部阴寒凝滞的道理是一样的。

艾灸具有提高肿瘤患者机体免疫力、诱导肿瘤细胞凋亡、抑制肿瘤细胞增殖及转移等抗肿瘤作用。艾灸对肿瘤的疗效广泛，也是艾灸对机体整体调节作用的体现。因肿瘤细胞的增殖及转移的机制比较复杂,且与肿瘤患者的预后有密切关系,所以艾灸可能对肿瘤患者的预后也有一定的改善作用。

艾灸中脘、神阙、关元、命门、足三里、肾俞穴能提高正气,补气血。这几个穴位,用于治疗任何肿瘤疾病都是很有效果的,因为这是人体的几个大穴,这几个穴位的共同特点就是通过艾灸后,可以补充人体元气。

至于艾灸到底能不能治好肿瘤,我举一个案例来说明一下。我的一个朋友,她的哥哥患了肝癌晚期,去医院治疗,医生断定生存时间不会超过三个月,每天他哥哥都疼痛难受,靠打杜冷丁艰难度日。后来她问我,她哥哥这种状态是否可以艾灸,我告诉她是可以的。

于是她就在网上买了艾条盒和艾炷,教会他哥哥每天坚持艾灸,当坚持一周后,他哥哥就撤掉了杜冷丁,而且气色好了很多。当他到医院复查的时候,医生问他用什么方式在治疗,不用打杜冷丁了。他哥哥告诉医生说在做艾灸,医生都觉得不可思议。这是我亲历的一个真实病例。所以,对于肿瘤,艾灸还是有它的效果的。

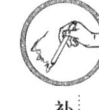

另外,艾灸的时候,一定要配合食疗,就是营养必须要跟上。有人说:"长了肿瘤,不能吃得太好,不然肿瘤会长得更快的。"我不否认肿瘤也是营养滋生的产物,但是如果长了肿瘤,没有营养跟上,那么身体内免疫力也会极度衰竭,体内没有元气和肿瘤抗争,肿瘤就会迅速复制,直至搞垮身体。

所以,肿瘤在艾灸调理的同时,还需配合食疗,来逐渐增加身体元气,储备精力来和敌人作战,而不是不停地消耗与过度使用身体中的元气与阳气。因为阳气的多少决定着我们体内环境的好与坏,更决定身体内是否能生长肿瘤,成败问题就在于此。

胃脘疼痛，艾灸有升阳降浊之功

中国有句话叫："民以食为天。"吃，是我们最关心的问题，能吃往往需要有一个好的胃，为什么呢？我们知道，"胃"字从田从肉（"月"古写为"肉"），"田"是指承受五谷之土，"肉"意为"肉身""肉质"，"田"与"肉"联合起来的意思，就是肉身中的承受五谷之土。胃也称为"太仓"，是食物的加工厂。所以说，胃好才能承受住不断吃进的食物。

然而，正因如此，胃成了一个容易生病的地方。比如胃脘疼痛，就是脾胃病科的常见病及多发病。胃脘疼痛中医也称为"胃痛"或"心痛"等，一般疼痛时表现为近心窝处反复疼痛，并伴有反酸、嗳气、恶心、纳呆、腹胀闷等症状。胃为什么会出现疼痛呢？原因是多方面的，最常见的就如上面所说的，我们的饮食是很重要的一方面。

饮食对胃的伤害是最直接的，比如现在很多人，嗜酒嗜辣嗜寒凉，为了追求一时的过瘾而把胃气损害了，尤其是虚寒性胃痛很是普遍。其原因从中医的角度讲就是禀赋不足，后天失养，或者久病正虚等造成的脾胃虚弱，脾阳不足，寒自内生，导致胃失温养所致。

虚寒性胃脘痛，主要表现为食欲不振、四肢不温、神疲乏力、舌淡苔白、大便溏薄、脉沉细而弱。那么，胃脘痛如何治疗呢？西医一般都是通过服用药物或者手术来解决，这里我介绍一种更为安全无副作用的方法——药物温熨加艾灸疗法。具体操作如下：

将艾叶30克，桂枝30克，当归10克，藿香10克，花椒20克，细辛10克，香附10克，放入铁锅内加入适量水至药物浸湿，加入盐200克，置于炒锅内炒热，温度至60～70℃，然后放20cm×30cm纯棉双层布袋内，扎紧袋口，置于患者胃脘部及神阙穴处，并用力来回推烫。开始时温度高，采用提起放下，用力轻，速度快，到药袋温度降低，减慢提起频率，稍加用力。温度适合时敷于痛处和神阙穴上，待药袋温度变冷时更换药袋。烫熨温度以局部有温热感而不烫伤皮肤为度，防止烫伤，每天1次，每次30分钟，5天为1疗程。为保证烫熨治疗时间，可备用2个烫包交替使用，中药及食盐可连续使用3天。

在温熨的同时，加以艾灸治疗，一般取神阙、中脘、双足三里，用酒精棉签轻拭皮肤，点燃4根艾条，插于4个单孔艾灸木盒内，置于患者神阙、中脘、双侧足三里，松紧带固定，灸时以温暖为宜，以调整艾条插入之深浅来控制温度高低，灸程为10～15分钟，每日1次，每次治疗后休息15分钟再起床活动，5天为1个疗程。艾灸过程中，应随时查看，防止艾灰脱落、灼伤皮肤与烧着衣物，如果艾灸局部出现红肿、水泡，即停止治疗，对症处理。同时经常询问患者感觉，观察患者有无心慌、面色苍白、出汗、眩晕等全身反应，如果有则应立即停止，嘱其卧床休息，测量生命体征，做好保暖工作，避免着凉。

本法中的烫熨法其实就是热敷，在我国已有两千多年的历史。首先是热的刺激对局部气血的调整，再配合药物外敷又增加了药物的功效。热熨于穴位上则要首先刺激穴位本身，激发经气，调动经脉的功能从而使之能更好地发挥行气血、通经络、止疼痛的整体作用。

其次，祖国医学认为"通则不痛，不通则痛"，因此在对胃脘疼痛的治疗中要多运用行气活血、消散止痛的方法进行治疗。方中当归、艾叶有活血化瘀、利气镇痛的功效；花椒、桂枝则能温经通络、行气通脉，气行能助瘀化，瘀血得化，故疼痛亦止。诸药并用具有活血化瘀、温通经络、温中散寒、畅通气机、止痛、调整脏腑阴阳的功效。将药物加盐翻炒之后，药物中大量的有效成分散发出来，在人体患处或腧穴来回慢慢滚熨，中药成分直接透过全身肌肤、孔窍、经穴等进行渗透、吸收、扩散，进入腠理、脏腑，直接发挥疏导全身腠理、温经散寒祛湿、疏通经络、活血化瘀、调畅气机、镇痛的功效。

《医学入门》云"凡病药之不及，针之不到，必须灸之"。艾灸主要采用艾叶为原料，制成艾炷或艾条，点燃后通过对人体相关的穴位或疾病的部位进行熏烤，通过艾条的温度刺激经络，达到温阳补气、祛寒止痛、补虚固脱、温经通络、消瘀散结、补中益气的作用。脾胃为后天之本，脾胃病是百病之源，强健脾胃有利于人体。

神阙穴为任脉之穴，生命之蒂，可温阳益气，有治气虚腹胀之功；中脘穴为胃之募穴，具有健运中州、调理脾胃、散寒止痛的功效；足三里为足阳明胃经下合穴，功能为理气和胃、宣通气机而止痛，擅疗胃疾，解痉镇痛疗效较好。

另外，艾灸还可以避免内服药物对胃黏膜的刺激。现代研究也证实，足三里穴、中脘穴对胃肠道蠕动、胃壁张力、胃酸分泌等均有双向调节作用，能明显缓解胃肠道平滑肌的痉挛。艾灸足三里、中脘穴能增强身体免疫力，解痉止痛、调节胃的功能，改善胃壁的循环，加快胃黏膜的修复。所以说，艾灸神阙、中脘、足三里治疗脾胃虚寒型胃脘痛疗效显著。

总的来说，在烫熨疗法激发了经气，调动了经脉的基础上加以艾灸治疗，更加增强了艾灸的疗效，二者相辅相成，从而能更好地发挥行气血、通经络、散寒祛湿、镇痛止痛的整体作用。所以说，中药烫熨结合艾灸治疗虚寒性胃脘痛的效果显著，是值得胃脘疼痛患者一试的良方。

阳虚型糖尿病，艾灸调理不再困扰

现代社会，人们谈"糖"色变，糖尿病真的有这么可怕吗？还是让我们来看一组数据吧。据调查显示，我国目前至少有4000万糖尿病患者，约占人口总数的3.1%。而在30年前，这个数字仅为0.7%。据世界卫生组织预测，到2025年，全球将有3亿名糖尿病患者，而中国很可能会成为糖尿病"第一大国"。

如此看来，糖尿病确实可怕，之所以可怕，是因为糖尿病无论是在中医或西医看来，都是注定要"吃苦"的，它没有办法根治，只能拒绝一切甘味美食。老张就是个老糖尿病患者，患病有10年了。这10年来，用他的话说是"深受糖尿病之苦"，凡是跟"糖"沾边的东西都不敢吃，吃饼干要选无糖的，吃芝麻糊要选无糖的……其实，糖尿病患者并不一定要与糖彻底隔离。

一般来说，糖尿病早中期血糖都不会太高，它首先出现生理性病变，主要就是肠胃功能和肝功能失调，失调时间长以后就会产生物质性病变，使你吃进去的东西都变成糖。本来肠胃、肝脏是很需要糖的，但是因为肝里的水分太多，没法正常吸收糖。糖就会停留在血液里面，所以就能检查出很多糖。在尿里面检查出来大量的糖，不是说体内的糖分大量流失，而是超标。因为机能缺糖，所以就会大量地产生糖，但是产生的糖，机能又无法吸收，都储存在血液里，于是就通过小便排出去了。人消瘦，不是因为排得多，而是因为不吸收。

所以说，大多数Ⅱ型糖尿病患者，并不是因为人体内用来控制血糖的胰岛素分泌不足，而是胰岛素不敏感导致了一系列的后果。也就是说，问题不在糖，而在于身体机能的失调。所以说，早期糖尿病是可以治好的。

其实任何一种病，只有不畏惧了，才能睁开心眼，看清它的真相，也才能自己做自己的医生。从临床上的经验来说，很多现代病，就好像是一棵大树上面的枝杈生病了。有可能这一枝的树叶枯了，或者那一枝的树叶被虫嗑了……但是，慢慢追溯下去，会发现问题的根本还是在树根上。就好比龋齿，牙齿一颗接着一颗地坏下去，堵洞解决不了问题。而从中医的角度来说，坏牙、松动，可以从"肾主骨生髓"这句话中找到它的因果。因为肾气、肾精不足，所以给不了牙齿坚固的力量。

糖尿病也是这样，记得李可老中医将包括糖尿病在内的很多病种，都总结出一个治病大法，就是补益阳气、消阴翳、引火归元。从这个角度来说，补益肾阳之气，仍然是治疗糖尿病的根本大法。目前来说，对多年的糖尿病患者最有帮助的穴位，还是位于足太阳膀胱经第8胸椎棘突下旁开1.5寸的胰俞穴。

这个穴位，在降糖方面有奇效，人们又叫它降糖穴。经过临床验证，确实有很好的降低血糖、控制血糖的效果。因此，如果尝试对这个穴位进行按摩或做艾灸，一定记得勤验血糖，尤其是已经接受胰岛素治疗的糖尿病患者，以防出现血糖过低的情况。对这个穴位艾灸的时候，可以稍微久一点，一般来说，悬灸和雀啄灸就可以了。

另外，灸涌泉穴能起到很好的引火归元的作用。涌泉穴是脚底的一个穴位，位于足底前部凹陷当第2、3足趾趾缝纹头端与足跟连线的前1/3处，为全身俞穴的最下部，是肾经的首穴。中医认为，肾在人体是一个极其重要而又包含多种功能的脏器。内藏元阴、元阳（肾之阴阳的别称），为水火之宅，是先天之本、生命之根。因此，艾灸涌泉穴可以起到补肾固元的作用。

《黄帝内经》中也说："肾出于涌泉，涌泉者足心也。"意思是说：肾经之气犹如源泉之水，来源于足下，涌出灌溉周身四肢各处。所以，涌泉穴在养生保健方面起到了重要作用，艾灸这个穴位，能让人肾精充足、精力充沛，起到引火归元的作用。

此外，在艾灸的同时，如能提倡糖尿病患者吃一些三七粉，则更有利于血糖的控制。因为，糖尿病后期，血管受到很大影响，往往血管壁会变弱，血黏稠度增高。这些都是引起糖尿病性视网膜病变以及糖尿病足的重要原因。

所以，在控制血糖时，要双管齐下，一方面外灸胰俞控制血糖，灸涌泉，补益肾阳，引火归元；另一方面，内服三七粉，能活血化瘀，防止血管的过早老化。两者结合，对糖尿病史比较长的患者来说，尤其有用。

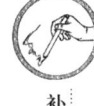

鼻炎发痒，艾灸速效祛湿浊

我们经常能看到很多人鼻子不通气，一般以为这是感冒了。其实，如果单从外表来看，或许你还真不知道竟然有多少人受尽了鼻炎的折磨。老的，少的，男的，女的，不一而足。鼻炎的症状有鼻塞、流鼻涕，伴头晕、脑涨、酸痛不适。所以，鼻子不舒服，除了感冒外，大都是鼻炎引起的。

很多人鼻子不通气的时候经常会点药水，以为这样就能治好，其实并不是这样的。药物一定不能错用滥用，用药不当很有可能加重病情，产生毒副作用，导致药物性鼻炎。手术更是没有必要去尝试，采用传统的手术治疗，不但痛苦大，治疗还不彻底，会经常复发，导致鼻炎久治不愈，越来越严重。得了鼻炎怎么办？怎么治疗好呢？

首先，我们需要了解鼻炎是怎么引起的。从中医的角度讲，就是外感寒热之邪，伤于皮毛，肺气不利，壅寒鼻窍导致的。我们知道，肺开窍于鼻，肺和则鼻窍通利，嗅觉灵敏；如果肺气不足，卫阳不固，则易受邪毒侵袭，失去清肃功能，以致邪滞鼻窍；或饥饱劳倦，损伤脾胃，脾气虚弱，运化不健，失去升清降浊之职，湿浊滞留鼻窍，壅阻脉络，气血运行不畅而致鼻窍窒塞。比如体虚的人，正不胜邪，外邪侵犯鼻窍，邪毒久遏，阻于脉络，以致气滞血瘀，鼻塞加重。

所以说，治疗鼻炎的"根本"在于侵犯机体的"风寒湿浊"是否已经被祛除出身体。倘若仅仅是强行压制，仅仅是将这些"风寒湿浊"封压在脏腑组织之内，则势必有一天会再次发作。时间一久，反复如此，积压于鼻头组织内的垃圾浊气达到一定程度，就会在此处形成"无菌性炎症灶"，即鼻炎。

鼻炎尽管不容易治疗，却完全可以调理康复。只要彻底清理掉"垃圾堆"，就无大碍，当然，必须"除恶务尽"。不仅仅是清理堆积于鼻腔组织、额窦组织的垃圾堆，还必须彻底清理堆积于肺部组织乃至肾系组织内的垃圾浊气。最好再补足肺、脾、肾之阳气，则必不再发。因此，选好调理方法就事关重要，并且需要一定的调理时间。

什么方法好呢？我推荐大家使用艾灸，因为艾灸能祛风散寒除湿，一般选择印堂、太阳、大椎、肺俞、风门等穴位进行调理。再配合脾俞、肾俞、中脘、关元等穴位进行艾灸，以补足脾、肾阳气，增强机体祛除体内垃圾浊气的功能。如能在睡前用艾叶煎水泡澡或泡脚则效果更佳。

小张是一名高中生，有5年鼻炎史，曾做过两次手术。因老师评价其好动、注意力不集中，他的父亲在向我咨询如何调理儿童多动症问题时得知其有5年鼻炎史。

通过咨询得知，小张5岁时得了一场重感冒，因父母当时在打工，无暇顾及，未得到彻底治疗，历经1个多月流鼻涕而愈。此后，一旦有个风吹草动，小张就会出现鼻塞、流鼻涕的症状，但并不发烧，所以没有引起父母的重视。6岁之后，小张因一次严重鼻塞，合并呼吸困难而就诊，被诊断为慢性鼻炎。每次发作，虽经治疗而缓解，但不出半个月又会再犯。

10岁开始，小张的病情越来越严重，无奈之下，只好进行了手术。但好景不长，半年后再次发作。12岁时，合并记忆力低下，整天无精打采，好动，注意力不集中，嗜睡，于是再次做了手术。但这次效果更差，仅维持了3个月就再次发作了，学习成绩一落千丈，家长会上老师告知父母其有"儿童多动症"，于是后来一直在各大医院治疗"儿童多动症"。

除了这些症状，小张还经常手脚冰凉、怕冷，吃饭没胃口，伴有烦躁失眠，白天嗜睡，舌苔少，舌尖红，脉浮滑微数。我给他进行艾灸调理，并配合睡前用艾叶煎水泡脚的方法，为其悬灸印堂、百会、涌泉等穴位，感觉良好。十余次调理后，小张手脚冰凉、怕冷，吃饭没胃口、烦躁失眠、白天嗜睡等症状消失，精神较好；鼻塞问题，由第一次悬灸后能保持1个晚上不鼻塞到可以保持3天不鼻塞、不流鼻涕。

后来，我为他加上了肺俞、风门、中脘、关元等穴位的悬灸调理，每次悬灸均出现暖暖的透热感。经过15次调理，所有症状消失，小张记忆力明显改善。后持续巩固调理了3个月，人精神旺盛，非常健康，学习成绩突飞猛进，升到班级前5名。之后，小张停止悬灸，养成了睡前用艾叶煎水泡脚的养生习惯。

最后要说的是，鼻子是人体呼吸道的入口，它是具有多功能的调节器，对吸入的空气起净化、调温、湿润的作用。人一旦感受风邪，聚集在鼻腔的致病菌就兴风作浪，引起鼻黏膜病变。病菌如果通过鼻腔侵入喉、气管、肺，则可致喉炎、气管炎、肺炎的发生。因此，我们要保护好鼻子，如果你是一位鼻炎患者，就赶紧运用以上的方法积极治疗吧！

风湿性关节炎，祛湿治标就用艾灸

风湿性关节炎是一种常见的急性或慢性结缔组织炎症，会反复发作并累及心脏。临床上以关节和肌肉游走性酸楚、疼痛为特征，属变态反应性疾病，是风湿热的主要表现之一。多以急性发热及关节疼痛起病。

实际上，风湿性关节炎是典型的无菌性炎症，与细菌病毒无关，与溶血性链球菌感染没有任何关系。它的形成是因为机体产生的大量代谢性废物堆积而导致的。起初，由于病情较轻，这些垃圾浊气会随血液循环流动，所以导致病位变动性游走酸痛。时间一久，这些垃圾浊气郁而化热，侵袭肌肉以及关节软骨等机体组织，从而破坏关节软骨，引起结缔组织炎症。

另外，中医所谓的湿气，也就是现代医学的中间代谢性产物，也可造成风湿性关节炎。比如，乳酸在中医来说就是"内湿"。换句话说，所谓的风湿性关节炎，就是垃圾浊气导致的无菌性炎症。而类风湿关节炎，则属于中医讲的湿热浊气。

虽然风湿性关节炎不像心脑血管疾病那样容易导致死亡，却可以因垃圾堆积导致组织缺血缺氧而引起组织萎缩，丧失运动功能，有"不死的癌症"之称，给患者带来巨大的痛苦。

如果得不到有效合理的治疗，湿浊会进一步侵犯机体脏腑组织，如侵犯心脏会导致风湿性心脏病。此外，湿气久居体内，可郁而化热，变生湿热，导致类风湿性关节炎；或熏灼中焦，影响肝、胆、脾、胰腺等脏腑的正常体液环境，导致这些脏腑功能受限而引起更加严重的问题，如糖尿病。因此，必须及时正确地治疗。

那么，什么方法祛湿效果好呢？这里我推荐艾灸，之所以选艾灸也是有原因的。尽管传统中医药对风湿性关节炎认识非常清楚，但湿邪黏滞重向来属于难以清除的范围，尤其是现代中医药因为经济效益的原因，多以药为主，而中药本身祛湿的效果远远不如艾灸，加上风湿病患者必然伴随脾虚问题，再好的中药不能吸收也是白搭，因此效果也是不尽如人意。

要彻底清理湿气，调理风湿、类风湿疾病，非艾灸不可。艾灸不仅仅可以祛湿，最主要的是，艾灸具有扶阳的功效。能迅速恢复脾、肾运化水湿的功能，如此标本兼治，方可对付这个最难缠的"敌人"。

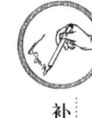

叶女士，出身农村，自小身体虚弱，从10岁开始边读书边帮父母干农活。15岁开始，经常性膝关节酸软疼痛。20岁那年，因家乡发大水，家里耕田的牛被困江河中，父亲让她前去解救。她在大雨中漂泊了6个多小时，辛苦回到家后，浑身酸痛，尤其是两腿膝关节疼痛难忍。因农村缺医少药，也就没太在意。然而没想到，次日踝关节竟酸软肿痛得不能下地。

后来去乡镇卫生院治疗6个多月始终不见好转。无奈之下，她母亲找到我，向我寻求治疗的方法。了解情况后，我推荐她使用艾灸来调理，具体方法是将艾叶点着后直接按于近关节处烧灼（即直接灸，效果较之悬灸要更好），疼痛之余留下了两个大水疱。关节疼痛得到缓解，两个大水疱始终不干，天天流出黄色水样液体（实际上，这是艾疮排湿毒的反应，根本不需要治疗），过了1个月后自行结痂而愈，同时，膝关节酸痛也得到康复。

或许有人会说，直接灸太痛苦。的确，大部分人估计是受不了这种烧灼的。其实，我们还可以运用穴位外敷加艾灸的方法，具体如下：

取威灵仙、独活、防风、秦艽、川芎等药焙干，研细末备用。取阿是穴，并根据病变关节加选1～2穴。肩关节加肩髃穴；肘关节加曲池或天井穴；腕关节加阳池穴；髋关节加环跳、居髎穴；膝关节加梁丘、阳陵泉穴；踝关节加解溪或丘墟穴。

每穴用药1～2克，以温开水调为糊状，做成直径1.5cm的圆饼，敷于穴位上，并以纱布覆盖，胶布固定，再用艾条灸30分钟。每日治疗1～2次，30天为1个疗程。

外敷药物中的秦艽、独活、防风能祛风寒湿邪，川芎能行气活血，威灵仙通行十二经络，再加上艾灸温通经脉，共奏祛风除湿、散寒通痹的作用。中药穴位外敷既可刺激穴位，疏通经络，又可通过特定药物在特定部位之吸收，使药物直达病灶，发挥明显的药理作用。不过，需要注意的是本法所用药物偏于温燥，适用于风寒湿痹患者，热痹患者宜慎用。

风湿性关节炎一旦病发，活动后诱发疼痛加剧，少数患者不愿意活动，长时间处于一种姿势，关节易于挛缩、僵硬。因此，在有效治疗的同时，及时指导患者进行功能锻炼，以动防残，动静结合，可减少并发症的发生，提高生活质量。

颈椎僵硬，脖子疼痛就艾灸

颈椎病是由于颈部长期慢性劳损造成的，已成为上班一族的职业病。你不妨做一个试验：将头轻轻后仰，然后尽力向左转，再向右转，如果你有酸疼、僵硬的感觉，那么很不幸，你的颈椎有问题了，该进行调理了。

颈椎病的原因，一直以来，传统的观念将太多的眼球聚焦在椎间盘之上，认为所有类型的颈椎病都是椎间盘惹的祸。认为只要椎间盘没有问题，颈椎就没有问题，只有椎间盘有问题，颈椎才会有问题。

其实，颈椎病是一种多因素、多途径综合作用的结果。包括肌肉、韧带、椎间盘、骨关节在内的组织结构，都会发生劳损与老化，也就是退行性改变。而且该病的发生和发展也同样符合由轻到重、循序渐进的规律。因此，将所有的责任都归咎于椎间盘的观点是不正确的，我们应该综合地、动态地、整体地认识颈椎病。

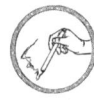

在颈椎病的早期，可能有椎间盘的退变发生，但是更重要的责任组织应该是肌肉和韧带。由于长期伏案、高枕而眠、沉迷于电脑桌前、强大的工作压力等因素，颈椎周围的肌肉会发生劳损，使力量和耐力下降，在致炎致痛机制的作用下导致颈部疼痛的发生。如果疼痛长期不愈，便形成了颈椎病。

有了颈椎病怎么办呢？很多人都害怕开刀手术，牵引治疗也很麻烦，有一个方法真的是治疗和工作两不误。如果你有颈椎病，就试试艾灸吧。我之前调理过一个患者，才用了三个月就好了。就连我自己每当颈椎不舒服的时候，第一时间想到的就是艾灸。艾灸调理颈椎病的方法真的是简单有效，费用低廉，效果还可靠。我希望颈椎病患者在进行艾灸期间，不要艾灸几天就问有没有效果，一定要坚持做下来，这样才会看到效果。

艾灸可以祛寒祛湿，调理颈部气血、经脉。用艾灸中的雀啄法治疗颈椎病，效果良好。具体方法是选取风府、风池、大椎、颈夹脊等穴位，将点燃的艾条像鸟雀啄食一样对准所选穴位，活动施灸。一个穴位雀啄样施灸100下，每天1次，15天为一个疗程。

以上方法以艾灸熏烤穴位，达到活血化瘀、理气通脉、消肿止痛的作用。艾灸的作用广泛，艾绒制成的艾炷能使热气内注，温煦气血，透达经络，并且艾灸一些具有补益强壮作用的穴位，能够达到扶正祛邪、强身保健的作用。

研究认为，艾燃烧生成物的甲醇提取物有清除自由基的作用，并且比未燃烧的艾的甲醇提取物作用更强。施灸局部皮肤中过氧化脂质显著减少，此作用是艾的燃烧生成物所致。艾的燃烧不仅没有破坏其有效药物成分，反而使之有所增强。艾燃烧生成物中的抗氧化物质附着在穴位处皮肤上，通过灸热渗透进入体内而起作用。

艾灸燃烧时产生的热量，是一种十分有效并适应于机体治疗的物理因子红外线。它在燃烧时产生的辐射能谱是红外线，且近红外线占主要成分。近红外线可激励人体穴位内生物分子的氢键，产生受激相干谐振吸收效应，通过神经系统传递人体细胞所需的能量。艾灸时的红外辐射可为机体细胞的代谢活动、免疫功能提供所必需的能量，也能给缺乏能量的病态细胞提供活化能。

而艾灸施于穴位，其近红外辐射具有较高的穿透能力，可通过经络系统更好地将能量送至病灶而起作用。促进和调整机体全身或局部抗病能力，能够通过调节高级神经中枢和全身生理过程，降低神经末梢的兴奋性及松弛骨骼，达到迅速镇痛的作用。

此外，我们还可以选择艾灸盒灸。因为艾灸盒比较方便，且其与皮肤之间有一个悬空，这样有利于艾烟、艾火和穴位的有效融合。艾灸盒，我们可以选择灸道堂生产的。我买的就是这个，已经用了几年了，现在还可以使用，比较方便。切记，一定要经常清理艾灰，这样才能保持热度。艾灸治疗颈椎病很简单，就是在你的颈椎部位和痛点施灸，记住这点就好了。

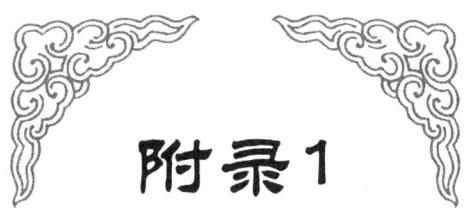

附录1

五脏阳虚的自我诊断与艾灸法

肾阳虚的自我诊断与艾灸法

1. 自我诊断

望：肾阳虚通常会影响脾胃，肾脾两脏阳气不足，就会导致面色苍白、黑中带黄、面色黑、口唇色发青。因为"肾其华在发"，所以肾阳虚的人容易出现头发黄软、稀疏、分叉或脱落。肾阳虚的人会缺钙，牙齿脱落会比较早。舌质淡，舌苔薄。

闻：声音低沉、喘息。

问：肾阳虚者四肢凉，畏冷。男性肾阳不足会出现阳痿、早泄等症状。女性肾阳虚则出现宫寒、痛经、不孕的情况。小便清长，下肢水肿，容易腰膝酸软、疼痛，易患腰痛、关节炎、颈椎病。精神萎靡不振，易出虚汗，活力差，容易疲劳。

切：肾阳虚者脉相迟缓。

2. 艾灸法

第一组：肾俞穴、命门穴、长强穴；

第二组：复溜穴、太溪穴、涌泉穴；

第三组：腰阳关穴、志室穴、关元穴。

每天取1组，3组轮换艾灸，10天一个疗程，一个疗程后隔两天再灸，2个疗程可缓解肾阳虚。

肾俞穴能补肾阳，益肾，可治肾阳虚导致的腰痛、腿痛；腰阳关穴、命门穴可强腰膝，补肾阳；命门穴是肾气出入的门户，人体先天之气藏于此；长强穴主治与肾精相关的疾病，能迅速止泻；复溜穴、太溪穴补肾气；涌泉穴能理肾气，是治疗肾虚的常用穴；志室穴、关元穴不仅能补肾益肾，还能增强体质。

脾阳虚的自我诊断与艾灸法

脾阳虚又称脾胃虚寒。因饮食失调、过食生冷、劳倦过度、久病或忧思伤脾所致。症见食欲减退、腹胀、胃痛而喜温喜按、四肢不温、大便稀溏、或四肢水肿、畏寒喜暖、小便清长或不利、妇女白带清稀而多、舌淡胖嫩、舌苔白润、脉沉迟等。

冬季气温骤降，脾易受寒困，造成脾不运化。一旦阳虚，其消化功能日渐变差，食欲缺乏，怕冷，大便不畅。在日常生活中，还有一种现象就是许多人一喝酒就会出现腹泻，这也是脾阳虚造成的。改善脾阳虚，可采用温中健脾的方法。

1. 自我诊断

望：四肢水肿、舌淡胖嫩、舌苔白润。

闻：少言懒语。

问：四肢冰冷、白带多而清晰、色白、胃下垂、小腹胀、胃痛而喜按、四肢不温、大便稀溏、畏寒喜暖、小便清长或不利、食欲减退。

切：脉沉迟。

2. 艾灸法

第一组：血海穴、三阴交穴、太白穴；

第二组：关元穴、神阙穴、中脘穴；

第三组：内关穴、天枢穴、足三里穴。

每天取一组，3组轮换艾灸，10天为1个疗程，一个疗程后隔两天再灸，2个疗程可缓解脾阳虚导致的不适症。

血海穴、三阴交穴、太白穴位于腿部及足部，可以治疗胃痛、腹胀、增进食欲（女性经期应慎灸太白穴）；关元穴、神阙穴、中脘穴可以补脾养胃，主治脾气郁结导致的饮食不香、消化不良、腹胀便溏等症；内关、天枢、足三里可化湿补脾。

心阳虚的自我诊断与艾灸法

心阳虚,有这样的一些症状:心悸、气喘、呼吸急促,稍一活动就更厉害。更严重的是心痛(相当于西医的心绞痛)。痛起来手脚冰冷、唇鼻青紫、脸色发白、冒冷汗等。

一旦心脏停止了跳动,血液循环和人的寿命也就结束了。心阳虚的主要原因是心阴不足,胸中宗气运转无力。要养心,一定要养心阳。心阳足,气血旺,才能让人精神百倍。

1.自我诊断

望:面色滞暗、舌质紫暗、舌淡胖、苔白滑、口唇青紫,如果心阳暴脱,就会大汗淋漓。

闻:呼吸微弱,气短。

问:畏寒肢冷、心胸憋闷或者作痛、心悸气短,甚至四肢厥冷、口唇发紫、呼吸微弱、脉微欲绝、神志模糊,甚至昏迷,是心阳虚脱的危急症状。

切:脉细微。

2.艾灸法

第一组:心俞穴,少海穴,劳宫穴;

第二组:内关穴,神门穴,膻中穴;

第三组:厥阴穴,膈俞穴,极泉穴。

每天取1组,3组轮换施灸,10天为一个疗程,一个疗程后间隔2天再灸,2个疗程基本可以缓解心阳虚症状。

心俞穴位于背部,通过刺激该穴可以治疗分布在胸前侧对应的内脏疾病;少海穴为气血汇聚之所,可以清火泄欲,保护心脏健康,劳宫穴为保心之穴,擅长治疗内脏疾病,内关穴可以调整心率,减轻心痛,神门、膻中、厥阴、膈俞、极泉穴均可以养心、护心,缓解心慌气短。

肺阳虚的自我诊断与艾灸法

肺阳虚，又称肺气虚寒证。是指肺阳不足、气虚卫外不同而出现的症候。多由内伤久咳、久哮、肺气耗损所致。主要临床表现为：咳吐涎沫，质清稀而量多，短气息微，形寒肢冷，自汗，背寒如掌大，易感冒，面白神疲，口不渴，舌质淡胖，苔白滑润，脉迟缓或迟弦。

1.自我诊断

望：咳吐涎沫，质清稀而量多，自汗，面白神疲，舌质淡胖，苔白滑润。

闻：声音嘶哑，短气息微。

问：形寒肢冷，背寒如拳大，容易感冒，口不渴，潮热盗汗，少睡失眠，于寒冬季节病情加剧，甚则咳喘频频，不能平卧。

切：脉迟缓或迟弦。

2.艾灸法

第一组：太渊穴、脾俞穴、足三里穴；

第二组：肺俞穴、膏肓穴、肾俞穴；

第三组：尺泽穴、孔最穴、列缺穴。

每天取1组，3组轮换艾灸，10天一个疗程，一个疗程后隔两天再灸，2个疗程可缓解肺阳虚。

脾俞穴、肺俞穴、肾俞穴位于背部，可益肺气、通心血、调津液，改善肺部功能；足三里穴位于小腿外侧，能调理脾胃、补中益气、通经活络；膏肓穴主治咳嗽、气喘、肺痨等症；尺泽穴、孔最穴、列缺穴、太渊穴位于手臂，可治哮喘、反复感冒等症。

肝阳虚的自我诊断与艾灸法

肝阳虚为肝气不足之症，多由寒邪直中脏腑，折损阳气，阴（精）血不足，阴损及阳，或肝刚虚损，无以升发，阴寒之气充斥脏腑而发病。其病灶在肝，累及肾。肝阳虚常见于惊恐、阳痿、虚损等疾病中。

肝阳虚会影响肝的功能活动，肝主血液之贮藏和调节，又主全身之筋的活动。同时精神情志的调节，也与肝阳有密切关系。肝阳对气血、精神、消化的影响，中医称为疏泄。肝阳虚的人，易疲劳、抑郁，需要坚持养肝。

1.自我诊断

望：面带青色，趾指甲枯燥。

闻：声音低沉、无力。

问：胁下坚胀，眼生黑花，视物不明，形寒肢冷，胁下作痛，下肢不温，头身麻木，常见于惊恐、阳痿、虚损等疾病中。肝阳虚者男子性欲缺乏，阳痿不举或举而不坚，睾冷囊湿，无梦滑精；女子少妇寒痛，月经后期或淋漓不断，带下清冷，宫寒不孕。切：肝阳虚者脉沉细弦迟。

2.艾灸法

第一组：太冲穴、行间穴、曲泉穴；

第二组：阳陵泉穴、大敦穴、隐白穴；

第三组：膝关穴、章门穴、期门穴。

每天取1组，3组轮换艾灸，10天一个疗程，一个疗程后隔两天再灸，2个疗程可缓解肝阳虚。

太冲穴能治肝气不畅导致的烦躁暴怒、情绪失常；行间穴被称为人体的"解郁穴"，有助于调理气血、舒经通络、缓解疼痛；曲泉穴可治疗眼睛干涩等症；阳陵泉穴是肝胆疾病的克星；大敦穴、隐白穴可缓解人发怒引起的两肋疼痛腹胀，起到调和肝脾的作用；膝关穴、章门穴、期门穴适用于肝气不足、血不下行等症。

附录2

补阳气的传统艾灸方法

艾灸盒灸

打开艾盒上的盖子,燃起艾条,将点燃的一端插进艾灸孔中,用卡子固定好艾条后盖上盒子。将艾盒放存施灸部位,用橡皮条和挂钩固定。也可将艾绒点燃后,直接置于有纱网的艾灸盒中。

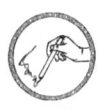

雀啄灸

操作时,艾条点燃的一端与施灸部位之间的距离并不固定,而是像鸟雀啄食一样,一远一近地移动。

悬提灸

将艾条的一端点燃,对准对症的穴位或患病处,在离皮肤2~3厘米处熏灼,每穴灸5~10分钟,直至皮肤稍有红晕即可。

回旋灸

操作时,艾条点燃的一端与施灸部位保持一定的距离,将艾条匀速地向左右方向反复移动或旋转。每穴灸20分钟左右,直至皮肤潮红。

隔姜灸

将新鲜生姜切成约0.3厘米厚的片,中心处用针多扎些孔,上置艾炷,放在穴位上燃灸。当被灸者感到灼痛时,可将姜片稍稍上提,使之离开皮肤片刻,旋即放下,再行灸治,反复进行直到局部皮肤潮红为止。

隔盐灸

使用时让被灸者仰卧屈膝,以纯白干燥的食盐填平脐孔,再放上姜片和艾炷施灸。如被灸者脐部凸出,可用湿面条将脐穴围成井口,再填盐于其中施灸。此法只适用于脐部。

隔蒜灸

将大蒜切成约0.3厘米的薄片,中间用针多扎些孔,放存穴位或肿块上(如未破溃化脓的脓头处)用艾炷灸之。

瘢痕灸

灸前先在施灸部位涂抹少量蒜汁或蔬菜汁,然后取枣核大小的艾炷,直接放在穴位上施灸。因其灸后局部会产生炎症,愈合后会随着灸疮的结痂脱落,局部会留下瘢痕,故得名。

无瘢痕灸

灸前先在施灸部位涂少量油膏,然后将艾炷点燃放在穴位之上。当患者感到皮肤灼痛时,即夹去艾炷,更换艾炷再灸,连续灸3~7壮,以局部皮肤出现轻度红晕为度。

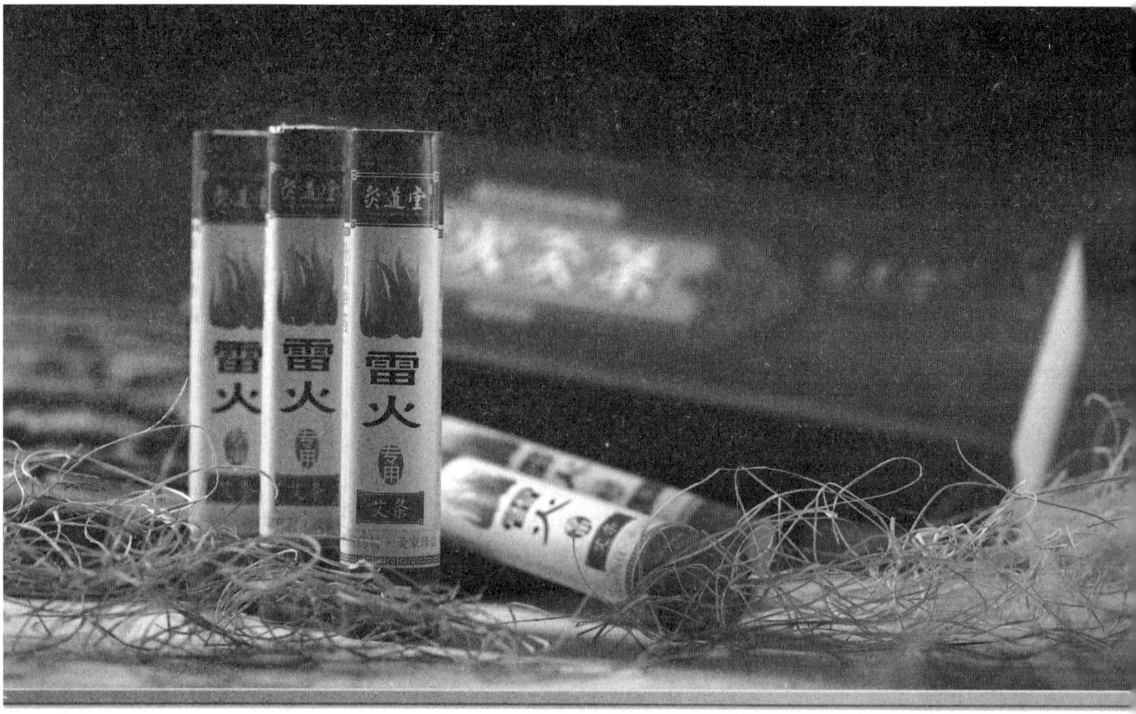

中国高端艾条领导品牌

独家保密配方·沿袭传统工艺·遵循古法制作

野生九头艾+上乘好药材+纯正桑皮纸+手工精制作

灸道堂® | 雷火灸

www.jiudaotang.com

不是所有的艾条都叫雷火灸

灸道堂——现代雷火灸艾条的领航者，中国药物配方艾条的开创者。

灸道堂从全国三大艾草基地，近万亩艾田里精选出优质原生艾叶，经手工拣叶、石磨捣制、网筛提取，用最纯正的艾绒，经手工卷制、药物配伍，制作出最适合调理您身体的药物艾条。

• 想进一步了解产品详情，可扫描灸道堂京东；或咨询客服微信。

灸道堂京东店　灸道堂客服微信

灸道堂功效型雷火灸，延袭古代医家典籍和国家级名老中医治疗常见病艾灸处方高频次药物配伍组合，辨证配药、专方专用，集多种名贵中草药和特效药为一体，经创新研发，秘制而成。

灸道堂雷火灸，融香道、灸道、药道为一体，以芳香型药物作引经药，辅以通经药物，借助艾火的穿透力，使药物能量渗透经穴深处，直达病灶所在。可强效温经散寒。祛风除湿、活血化瘀、扶正祛邪，能有效改善人体虚寒体质，提高机体免疫力，且功效卓越，效果显著。

与普通艾条相比，灸道堂雷火灸具有火力持久，渗透力更强，施灸面更广，见效速度更快的优点。其燃烧后不仅艾烟量小，且气味芬芳，并可驱邪避秽、消菌杀毒，被业界尊称为灸中贵族，是国内高端艾条的典型代表。

- 国际灸法大会·唯一指定雷火灸
- 世界艾草产业大会·唯一指定雷火灸
- 中国灸友俱乐部·会员专供艾条
- 国家中医药管理局中国中医药科技开发交流中心·养生保健科技成果推广项目
- 世界中医药学会联合会艾灸保健推广委员会·重点推广艾条

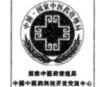

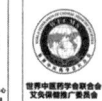

国际灸法大会　世界艾草产业大会　中国灸友俱乐部　国家中医药管理局 中国中医药科技开发交流中心 养生保健科技成果推广项目　世界中医药学会联合会 艾灸保健推广委员会

【产品名称】药物雷火灸
【原料产地】汤阴·九头仙艾
【制作加工】中国·北京
【艾绒陈度】九头仙艾三年陈艾绒
【艾绒纯度】15:1
【配方组成】穿山甲、沉香、当归、丁香、红花、全蝎、黄芪、桂枝、乳香、没药等28至36味纯天然中草药。
【药绒比例】5:45
【艾条规格】30mm*15mm（±）
【艾条重量】50克（±）/支
【燃烧时长】90分钟左右/支

北京灸道堂中医研究院 研制

总经销：北京大医堂国康科技有限公司
地　址：北京市朝阳北路龙湖长楹天街写字楼星座5栋25层
电　话：13681280029
全国统一客服热线：400-001-2992
网　址：www.jiudaotang.com
邮　箱：159871518@qq com
微　信：159871518

关注微信公众账号
订制私人灸疗方案

灸道堂艾条制作说明
品种：药艾条
配方：辨证配药、专方专用
给药：手工添药撒匀
工艺：传统工艺、古法制作
卷纸：专用艾条桑皮纸包卷
黏合：鸡蛋清黏合
制作：手工压制
燃烧：不掉灰
烟量：小而稀
烟味：芳香型，不呛人
烟形：透明如薄纱
灸感：感官舒适，温热持久
火力：均匀柔和且渗透力强
时长：90分钟/支

注：艾条药物剂量依据北京灸道堂中医研究院和北京中医药大学联合建立的艾灸处方数据库平台，精算而来。